时代新健康系列

SHIMIAN DE ZIWO TIAOYANG

失眠的自我调养

胡维勤◎编著

时代出版传媒股份有限公司
安徽科学技术出版社

图书在版编目（CIP）数据

失眠的自我调养 / 胡维勤编著． -- 合肥：安徽科学技术出版社，2015.1（2025.6 重印）
（时代新健康系列）
ISBN 978-7-5337-6497-5

Ⅰ．①失… Ⅱ．①胡… Ⅲ．①失眠—食物疗法②失眠—穴位疗法 Ⅳ．① R247.1② R245.9

中国版本图书馆 CIP 数据核字（2014）第 267738 号

失眠的自我调养　　　胡维勤　编著

出 版 人：王筱文　　选题策划：丁凌云　吴 玲　　责任编辑：杨 洋
出版发行：安徽科学技术出版社　　http://www.ahstp.net
（合肥市政务文化新区翡翠路 1118 号出版传媒广场，邮编：230071）
电话：（0551）63533330
印　　制：北京一鑫印务有限责任公司　　　电话：（010）61424266
（如发现印装质量问题，影响阅读，请与印刷厂商联系调换）

开本：720×1016　1/24　　印张：6　　字数：150 千
版次：2015 年 1 月第 1 版　　2025 年 6 月第 2 次印刷

ISBN 978-7-5337-6497-5　　　定价：59.00 元

版权所有　　侵权必究

前言 PREFACE

世界卫生组织（WHO）对新世纪"健康"的定义是：健康不仅是指没有疾病或者不虚弱，而且是身体上、心理上、社会适应上的完好状态。其中社会适应性取决于身体和心理的素质状况，而身体健康又是心理健康的物质基础。总而言之，良好的身体状况有利于维持良好的情绪状态，保证心理健康和良好的社会适应性。

随着经济的发展，人们生活水平提高的同时，生活节奏也越来越快，更多的人也出现了亚健康状态，表现为容易便秘、失眠、疲劳、颈肩腰腿痛等，这些大多是由于不良的饮食和生活习惯引起。人一旦长期处于亚健康状态，很容易导致一系列慢性疾病，如肠胃病、肝病、肾病等。另外，由于西方生活方式的引入，高蛋白质、高嘌呤食物的摄入增加，引起肥胖、高血压、高脂血症、糖尿病、痛风等病症的增多，严重影响人们的身心健康。

人们对健康的关注度逐渐升高，其实很多时候，保持良好的生活方式和饮食习惯，就能有效地调理并缓解各种病症。本套"时代新健康系列"丛书，秉承"新健康"的理念，以帮助人们调理亚健康状态、缓解各种疾病症状为目的，为读者提供各类病症的"自我调养"方式，为健康加分。

办公室一族，因长期久坐、伏案工作，工作压力大又缺乏锻炼，容易出现失眠、便秘、疲劳等亚健康症状，颈椎、腰椎也易出现多种不适，严重威胁身心健康。《便秘的自我调养》《失眠的自我调养》分别为读者介绍了相应的基础知识、宜吃食物、忌吃食物、调养食谱、穴位疗法等,轻松解除便秘和失眠的痛苦;《职场疲劳的自我调养》《颈肩腰腿痛的自我调养》则从各个角度对职场各类疾病进行了深度剖析,并从食疗和穴位疗法方面全面调理各种亚健康症状,还办公室一族一个健康的身体,保证正常的生活和工作状态。

从调理常见疾病入手,《肠胃病的自我调养》《肾病的自我调养》《肝病的自我调养》《男科病的自我调养》《妇科病的自我调养》则有针对性地为患者提供可行的饮食疗法、穴位疗法、运动疗法等,让患者从多方面收获健康。

"三高"、痛风等病症通常被称为"慢性杀手",而饮食疗法对它们的预防和控制有积极作用。《高血压的自我调养》《痛风的自我调养》《糖尿病的自我调养》《高脂血症的自我调养》精心选取对症的调养食材,为患者提供实用的饮食原则和调理食谱,配合运动、穴位调养法,达到控制病情及有效预防并发症的目的。

儿童是祖国的花朵,是未来的希望,但是一些常见病也会困扰着稚嫩的他们。作为家长,拥有一本《儿童常见病的自我调养》是很有必要的,书中提供了针对儿童各种常见病的饮食和生活调养法,为孩子扫去"阴霾",还孩子健康成长的天空。

疾病本身并不可怕,可怕的是对疾病的误解和不正确的调养方式。本套丛书所列出的调养方式,并不能代替常规医疗。如果患者病情严重,应积极就医,以免延误病情。愿本套"时代新健康系列"丛书所传达的新健康理念,为读者的身心健康带来帮助。

目录 CONTENTS

 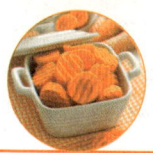 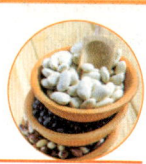

Part 1 中西医谈失眠

了解失眠才能防治失眠 …… 002
失眠的定义 …… 002
失眠的表现症状 …… 003
容易引起失眠的疾病 …… 003
失眠的诊断标准 …… 003
失眠的易患人群 …… 004
失眠的危害 …… 004
西医谈失眠 …… 005
原发性失眠 …… 005
糖尿病引起的失眠 …… 005
高血压引起的失眠 …… 006
抑郁引起的失眠 …… 006
酒精依赖引起的失眠 …… 006
惊恐引起的失眠 …… 006
中医谈失眠 …… 007
肝郁化火证——疏肝泻火、宁心安神 …… 007
痰火扰心证——清热化痰、和中安神 …… 007

心脾两虚证——补益心脾、养血安神 …… 008
心肾不交证——滋阴降火、交通心肾 …… 008
心胆气虚证——益气镇惊、安神定志 …… 008
胃气不和证——和胃降逆、益气安神 …… 009
瘀血内阻证——活血化瘀、止痛安神 …… 009
失眠患者的黄金饮食原则 …… 010
饮食以清淡、易消化为主 …… 010
合理摄取镁元素 …… 010
补充褪黑素 …… 011
多食用补心安神的食品 …… 011
食用富含色氨酸的食物 …… 011
三餐要适宜 …… 012
忌食辛辣刺激性食物 …… 012
少吃会胀气的食物 …… 013
睡前忌饮浓茶、咖啡 …… 013
少吃油腻、油炸的食物 …… 014
失眠患者的生活调养 …… 015

生活有规律…………………………015	芥末 / 大葱 / 生姜 / 香椿 /……019
适量运动,加强锻炼………………015	韭菜 / 榴梿 / 南瓜子 / 甲鱼……020
调整心态,解除焦虑情绪…………016	羊肉 / 腊肉 / 狗肉 / 肥肉………021
创造优质的睡眠环境………………016	咸鱼 / 干酪 / 松花蛋 / 薯片……022
关注入睡前的睡姿…………………017	冰淇淋 / 咖啡 / 白酒 / 浓茶……023
远离会加重失眠的食材、药材…018	丁香 / 水牛角 / 茴香 / 麻黄……024
花椒 / 干辣椒 / 桂皮 / 咖喱粉……018	

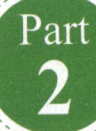

Part 2 吃对食物,防治失眠

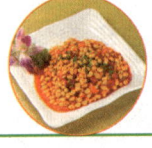 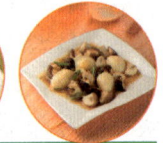

小麦……………………………026	茄汁黄豆…………………………033
小麦红薯粥………………………027	枸杞拌芥蓝梗……………………033
小麦红豆玉米粥…………………027	**红豆**……………………………034
小米……………………………028	红豆南瓜粥………………………035
鸡丝干贝小米粥…………………029	红豆红薯汤………………………035
南瓜子小米粥……………………029	**黑芝麻**…………………………036
燕麦……………………………030	桑葚黑芝麻糊……………………037
燕麦二米饭………………………031	山药芝麻糊………………………037
果仁燕麦粥………………………031	**猪心**……………………………038
黄豆……………………………032	百合猪心粥………………………039

黄花菜茯苓猪心汤 039	红枣苦瓜粥 055
鸡肉 040	金麦酿苦瓜 055
山药香菇鸡丝粥 041	玉米 056
茼蒿拌鸡丝 041	玉米红薯粥 057
鸽肉 042	党参玉米猪骨汤 057
虫草花鸽子汤 043	红薯 058
灵芝枸杞乳鸽汤 043	无花果红薯黑米粥 059
鸽蛋 044	红薯芝麻豆浆 059
鲜菇烩鸽蛋 045	银耳 060
桂圆枸杞黄精炖鸽蛋 045	凉薯银耳糖水 061
鸡蛋 046	猕猴桃银耳羹 061
西瓜翠衣炒鸡蛋 047	香菇 062
海藻鸡蛋饼 047	香菇扒生菜 063
草鱼 048	香菇肉末蒸鸭蛋 063
黄花菜蒸草鱼 049	香蕉 064
芦笋鱼片卷蒸滑蛋 049	香蕉牛奶 065
蛤蜊 050	美味香蕉密瓜汁 065
虾米花蛤蒸蛋羹 051	
黄豆蛤蜊豆腐汤 051	
海参 052	
桂圆炒海参 053	
参杞烧海参 053	
苦瓜 054	

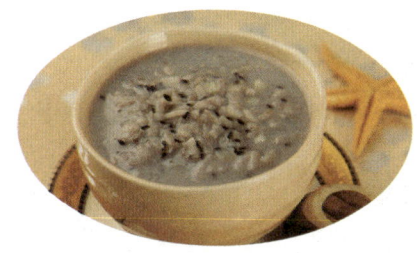

猕猴桃 066	安眠桂圆豆浆 081
猕猴桃炒虾仁 067	酸枣仁 082
蜜柚苹果猕猴桃沙拉 067	枣仁蜂蜜小米粥 083
梨 068	桂圆酸枣仁红枣饮 083
山楂糕拌梨丝 069	柏子仁 084
番石榴雪梨菠萝沙拉 069	柏子仁党参鸡汤 085
核桃 070	柏子仁养心茶 085
核桃桂圆炒鸡丁 071	莲子 086
核桃黑芝麻酸奶 071	冬瓜银耳莲子汤 087
腰果 072	石榴银耳莲子羹 087
果仁凉拌西葫芦 073	茯苓 088
玉米腰果火腿丁 073	茯苓红枣粥 089
牛奶 074	桂圆百合茯苓粥 089
牛奶鲫鱼汤 075	百合 090
牛奶西米露 075	南瓜百合莲藕汤 091
豆腐 076	绿茶百合豆浆 091
肉松鲜豆腐 077	
葫芦瓜炖豆腐 077	
蜂蜜 078	
金银洛神蜂蜜茶 079	
蜂蜜雪梨莲藕汁 079	
桂圆肉 080	
西洋参桂圆茶 081	

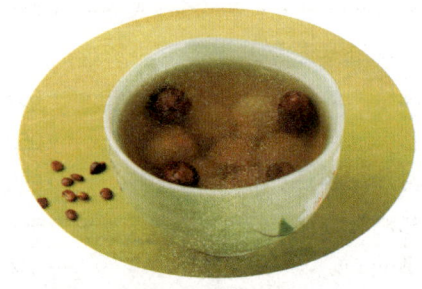

红枣	092
桂圆阿胶红枣粥	093
枸杞红枣莲子银耳羹	093
山药	094
山药炖猪小肚	095
山药红枣鸡汤	095
枸杞	096
枸杞拌菠菜	097
山竹银耳枸杞甜汤	097
远志	098
四宝炖乳鸽	099
远志菖蒲猪心汤	099
桑葚	100
桑葚黑豆黑米粥	101
桂圆桑葚奶	101
芡实	102
红薯芡实鸡爪汤	103
桂圆酸枣芡实汤	103
天冬	104
天冬益母草老鸭汤	105
二冬女贞子虫草花汤	105

冬虫夏草	106
枸杞虫草粥	107
虫草山药排骨汤	107
灵芝	108
灵芝茶	109
灵芝茯苓炖乌龟	109
人参	110
人参鸡腿糯米粥	111
人参鹌鹑蛋	111
五味子	112
五味子核桃糊	113
莲子五味子鲫鱼汤	113
核桃枸杞五味子饮	114
五味子炖猪肝	114

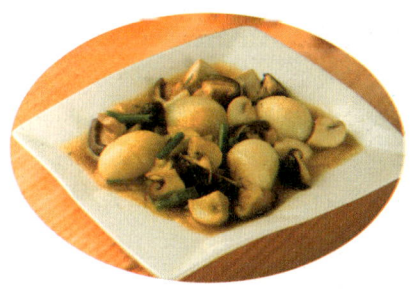

Part 3 特效穴位，调理失眠

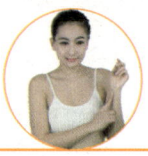
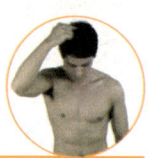

印堂穴按摩法 …… 116	太冲穴刮痧法 …… 128
太阳穴按摩法 …… 117	大陵穴刮痧法 …… 129
行间穴按摩法 …… 118	神庭穴刮痧法 …… 130
百会穴按摩法 …… 119	心俞穴拔罐法 …… 131
神门穴按摩法 …… 120	肝俞穴拔罐法 …… 131
内关穴按摩法 …… 121	胆俞穴拔罐法 …… 132
太冲穴按摩法 …… 122	脾俞穴拔罐法 …… 132
三阴交穴艾灸法 …… 123	肾俞穴拔罐法 …… 133
申脉穴艾灸法 …… 123	神道穴拔罐法 …… 134
照海穴艾灸法 …… 124	
通里穴艾灸法 …… 124	
太溪穴艾灸法 …… 125	
涌泉穴艾灸法 …… 125	
四神聪穴艾灸法 …… 126	
足三里穴刮痧法 …… 127	

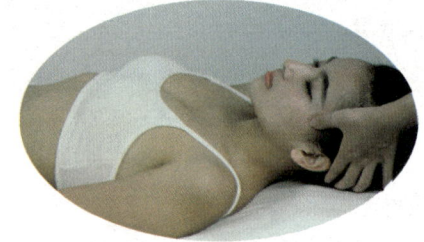

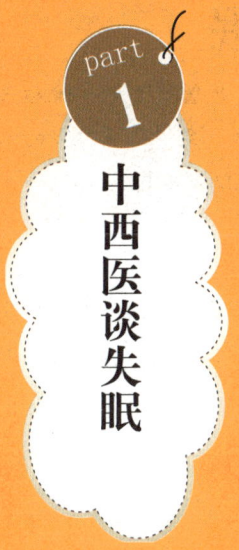

part 1 中西医谈失眠

人的一生大约有1/3的时间是在睡眠中度过的，当人们处于睡眠状态时，可以使大脑和身体得到充分的休息和调整。良好的睡眠是身心健康的重要保障。从某种意义上讲，睡眠比食物更能帮助人体恢复精力。

本章从基础知识出发，针对失眠的一些常识问题，如什么是失眠、失眠有哪些危害、如何预防失眠、失眠患者生活中饮食要注意哪些问题等，分别从中西医的角度进行了介绍，帮助读者认清失眠的本质。

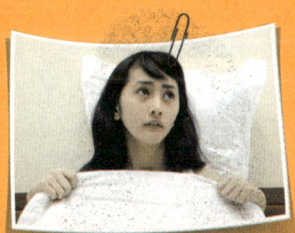
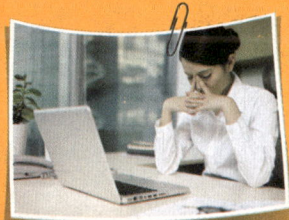
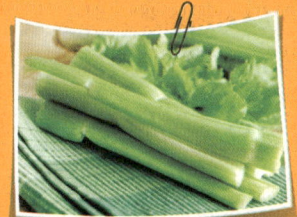

了解失眠才能防治失眠

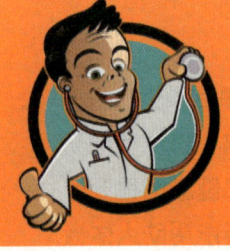

生活中很多人都有过"失眠"的经历,也曾或多或少地被失眠的问题困扰过。据世界卫生组织调查显示,全球约有29%的人存在各种睡眠问题,中国居民睡眠障碍的患病率高达42.7%。

失眠的定义

失眠即"睡眠失常",是指无法入睡或无法保持睡眠状态,导致睡眠不足,又称"入睡和维持睡眠障碍"。通常指患者对睡眠时间或质量不满意并影响白天社会功能的一种主观体验。患者常表现为入睡困难,睡后易醒,或过早地醒来,醒后不能再继续睡,同时伴随全身乏力、倦怠,抵抗力下降,生理节奏被打乱。

失眠是临床常见病症之一,虽不属于危重疾病,但妨碍人们正常生活、工作、学习和健康,并能加重或诱发心悸、胸痹、眩晕、头痛、中风等病证。顽固性失眠会给患者带来长期的痛苦,甚至形成对安眠药物的依赖,而长期服用安眠药物又可引起医源性疾病。

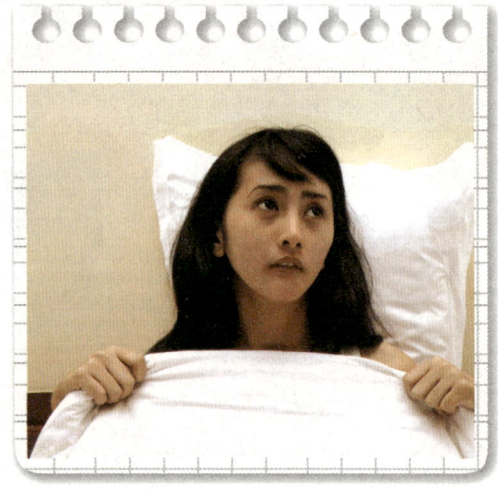

失眠的表现症状

失眠是患者睡眠的持续性、效率、质量不佳的一种表现,这种疾病危害极大,需要及时治疗。如果经常受失眠的症状影响,一定要引起重视,并及时到正规医院进行治疗。失眠的典型症状如下:

①入睡困难;

②不能熟睡,睡眠时间减少;

③早醒、醒后无法再入睡;

④睡过之后精力没有恢复,整日胡思乱想;

⑤频频从噩梦中惊醒,自感整夜都在做噩梦;

⑥容易被惊醒,有的对声音敏感,有的对灯光敏感;

⑦发病时间可长可短,短者数天可好转,长者持续数日难以恢复;

⑧长时间的失眠会导致神经衰弱和抑郁症,而神经衰弱又会加重患者失眠。

容易引起失眠的疾病

常见的容易导致失眠的疾病主要有以下几种。

精神疾病:主要有精神分裂症、情感性精神障碍、反应性精神病、神经症中的神经衰弱、抑郁性神经症、焦虑性神经症和偏执性精神病等。

病理性疾病:如中枢神经系统疾病可以影响脑功能,造成失眠;呼吸系统、泌尿系统、消化系统疾病造成的疼痛、痒、麻、咳嗽、心慌、气短、抽搐等症状,也会干扰睡眠,造成失眠。

失眠的诊断标准

①失眠引起显著的苦恼或精神活动效率下降及妨碍社会功能。

②不属于任何一种躯体疾病或精神障碍症状的部分。

③以睡眠障碍为唯一的症状,其他症状均继发于失眠,包括难以入睡、易醒、醒后不易再睡、醒后不适感、疲乏等。

失眠的易患人群

吸烟、喝酒者：即使摄入很少量的酒精，也会对人的睡眠有影响。多数在晚上喝酒后入睡的人，往往在凌晨2~3点醒来，之后便再也无法入睡。这是由于酒精兴奋交感神经，使深睡眠期的时间减少。烟草中的尼古丁有类似咖啡因的兴奋作用，可增加肾上腺素的释放量，刺激中枢神经系统，唤醒身体。

倒班工作者：大多数人对于倒班工作很不适应，因工作时间和正常的作息时间不一致而产生的失眠称为"倒班工作睡眠障碍"。人体的生物钟不能自动适应倒班日程，其调节过程比较缓慢，至少要一周的时间。

出差、旅游者：出门在外，饮食、作息时间往往没有规律，生活节奏被打乱，会导致原来的睡眠节律紊乱，很容易导致失眠。有些人有"认床"的习惯，也容易由于环境的改变而引起失眠。此外，从事脑力劳动者的失眠发病率也比正常人高。

失眠的危害

从短期效应来看，睡眠不足直接影响第二天的工作与学习，使人精神萎靡，疲惫无力，注意力不集中。从长远的角度来看，大多数长期失眠患者，也会诱发其他疾病，使人体抵抗力下降。由于长期陷入对于睡眠的担心与恐慌中，人会变得多疑、敏感、易怒、缺乏自信，这些势必影响其在家庭和工作中各方面的人际关系，从而产生孤独感、挫败感。

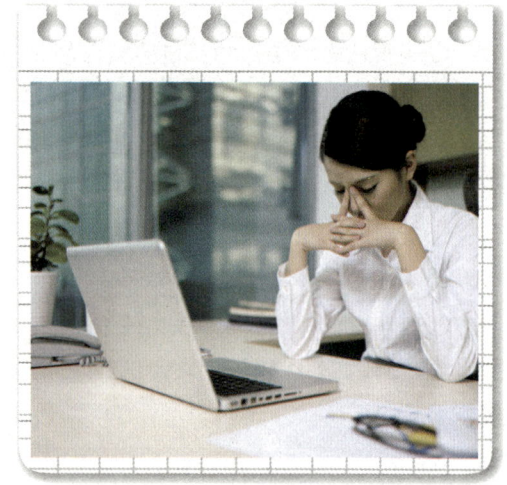

西医谈失眠

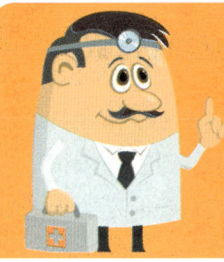

失眠是指无法入睡或无法保持睡眠状态,导致睡眠不足,又称入睡和维持睡眠障碍。为各种原因引起入睡困难、睡眠深度或早醒及睡眠时间不足或质量差等,是一种常见病。

原发性失眠

失眠在临床上可分为"原发性失眠"和"继发性失眠"。如果失眠症仅仅由某些心理、社会因素诱发,无明显的原因作为直接致病原因的,就称为"原发性失眠"。而继发性失眠则是由疼痛、咳嗽、呼吸困难、夜尿多等其他症状引发。这两类失眠的主要临床表现为难以入睡,早醒、醒后无法再入睡;维持睡眠困难,睡眠时间减少,频频从噩梦中惊醒,自感整夜都在做噩梦;睡过之后精力没有恢复,自觉睡眠明显不足;容易被惊醒,对声音、灯光敏感;至少每周发生3次,并至少已持续1个月。

糖尿病引起的失眠

糖尿病引起的失眠指在具备充分的睡眠机会和环境的前提下,发生与糖尿病有关,以失眠为主的对睡眠质量不满意的情况,包括糖尿病所致失眠和其他与糖尿病有关的失眠,例如糖尿病的手术治疗、药物治疗等导致的继发性失眠。主要的临床表现为夜间因多尿而频繁上厕所,可导致整夜不能安睡;因皮肤瘙痒而导致难以入睡;睡眠不深、多梦、早醒、醒后不易再入睡,或自觉睡眠明显不足、醒后有明显的不适感、疲乏、无力,或白天困倦等;夜间总口渴,频繁地起床喝水对睡眠也会有影响。

高血压引起的失眠

高血压相关失眠指在具备充分的睡眠条件和环境的前提下,发生与高血压病有关,以失眠为主的睡眠质量不满意的状况。这类患者主要表现为入睡困难和早醒,患者可因焦虑、抑郁情绪而不能入睡,并主诉有头晕、心悸等症状,测量血压亦未必升高,往往在告知血压水平良好后患者安然入睡;难以入睡、睡眠不深、多梦、醒后不易再入睡,或自觉睡眠明显不足、醒后不适感、疲乏。

抑郁引起的失眠

抑郁引起的失眠是指在具备充分的睡眠条件和环境的前提下,发生与抑郁有关的以失眠为主的睡眠质量不满意的状况,包括入睡困难、睡眠表浅、醒后不能再度入睡、贪睡、睡眠节律紊乱等。这类失眠需要制订综合治疗程序。同时患者要注意控制自己的不良情绪,适当参加户外运动。

酒精依赖引起的失眠

药物或酒精依赖性失眠是指在具备充分睡眠的条件下,发生与药物或酒精依赖有关的失眠状况,自感在睡前不服用药物或饮用酒精类饮品就会失眠,心里不安。

典型的表现为有失眠主诉,包括难以入睡、睡眠不深、多梦、早醒,醒后不易再入睡,或自觉睡眠明显不足;醒后不适感、疲乏,或白天困倦等;至少每周3次,持续1个月。

惊恐引起的失眠

惊恐是一种急性出现的严重焦虑症状,患者常出现气短、胸闷、心慌、眩晕。症状在数秒钟或数分钟内达到高峰,持续时间常不超过1小时,但其后可能仍存在轻度症状或乏力感。患者常表现为入睡困难、觉醒次数增加、早醒或夜间惊恐发作,之后难以入睡;至少每周发生3次,并至少持续1个月。

中医谈失眠

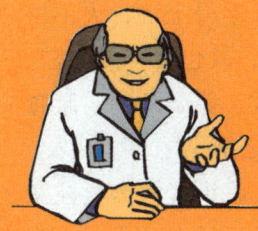

失眠在中医上称为"不寐"。不寐是指"不得眠、不得卧、目不瞑",即入睡困难、或睡而不酣、或时醒时睡、或醒后再无法入睡、或整夜不能入睡。

肝郁化火证——疏肝泻火、宁心安神

肝气郁结多由情志抑郁、气机阻滞所致。其表现主要有不寐多梦,甚至彻夜不眠,急躁易怒,伴头晕头胀,两胁胀满或窜痛,胸闷不舒,且胁痛常随情绪变化而增减。肝气郁结,肝郁化火,邪火扰动心神,心神不安而引起失眠。失眠的同时还有性情急躁易怒,胸胁胀满,善太息,口苦目赤,不思饮食,口渴喜饮,小便黄赤,大便秘结,舌质红,苔黄,脉弦而数。

肝郁化火型失眠者,日常生活中饮食宜清淡,少吃煎炸食物;保持心情舒畅;适当运动有助于疏肝理气,调畅气机。日常可以玫瑰花、菊花、金银花等有疏肝清心效果的材料泡茶饮用。

痰火扰心证——清热化痰、和中安神

痰既是一种机体代谢的病理产物,又是一种有形之邪,留滞体内,痰火内盛,扰乱心神,所以出现失眠症状。症见心烦、口苦、目眩、头重、胸闷、恶心、嗳气、痰多等,同时伴随舌质偏红,舌苔黄腻,脉象滑数。

痰热内扰型失眠者,日常饮食宜偏凉,不宜进补,因为过食肥甘厚味之品可助湿生痰。宜食用藕粉、绿豆汤、黑木耳粥、柑橘、苹果、萝卜等以理气化痰为主的食物。

心脾两虚证——补益心脾、养血安神

心脾两虚型失眠常表现为患者不易入睡,多梦易醒,心悸健忘,神疲乏力,面色萎黄,舌质淡,舌苔薄白,脉象缓弱。本型患者多为劳心过度,伤心耗血,或妇女崩漏日久,产后失血,患者体衰或行大手术后以及年老气虚血少等,引起气血不足,无以奉养心神而致不寐。

心脾两虚型失眠患者应多食清淡、易消化食物。平时可选用百合、莲心、核桃、芹菜等有利于改善睡眠的食物。

心肾不交证——滋阴降火、交通心肾

心肾不交型失眠患者症状为心烦不寐,头晕耳鸣,烦热盗汗,咽干,精神萎靡,健忘,腰膝酸软;男子滑精阳痿,女子月经不调。舌尖红,苔少,脉细数。心主火在上,肾主水在下,在正常情况下,心火下降,肾水上升,水火既济,得以维持人体正常水火、阴阳之平衡。水亏于下,火炎于上,水不得上济,火不得下降,心肾无以交通,故心烦不寐;盗汗、咽干、舌红、脉数、头晕耳鸣、腰膝酸软,均为肾精亏损之象。

心肾不交型失眠患者饮食要注意多吃富含维生素A、胡萝卜素以及维生素B_2的食品;同时,选用含磷脂高的食物以健脑,如蛋黄、鱼、虾、核桃、花生等。

心胆气虚证——益气镇惊、安神定志

心胆气虚证失眠患者症状为:虚烦不得眠,入睡后又易惊醒,终日惕惕,心神不安,胆怯恐惧,遇事易惊;并有心悸、气短、自汗等症状。舌质正常或淡,脉弦细。心气虚则心神不安,终日惕惕,虚烦不眠,睡后易惊醒,心悸、气短、自汗;胆气虚则遇事易惊,胆怯恐惧;舌质淡,脉弦细,为心胆气虚、血虚的表现。

心胆气虚证失眠患者宜食益气补血、养心安神、清淡易消化的食物,例如小米、大米、麦子、燕麦、牛奶、猪心、核桃、大枣、葡萄、柏子仁、莲子、龙眼肉等，都具有安神、益脑的作用。

胃气不和证——和胃降逆、益气安神

胃气不和证泛指胃受纳、腐熟水谷功能失调的病证。症见厌食或食后痞胀，恶心欲吐，呃逆，口臭，失眠，大便失调，舌苔腻，脉滑等。胃有食滞未化，胃气不和，升降失调，故脘腹胀痛、恶心、呕吐、嗳腐吞酸以致不能安睡，即所谓"胃不和则卧不安"；热结大肠，大便秘结，腑气不通，所以腹胀、腹痛；舌苔黄腻或黄燥，脉弦滑或滑数。

胃气不和证的患者三餐应定时、定量，不暴饮暴食；平时多吃易消化食物，如粥等；日常可以冲泡山楂、神曲等具有健胃消食作用的茶包代茶饮。

瘀血内阻证——活血化瘀、止痛安神

瘀血内阻证失眠者通常入睡困难，易于惊醒，噩梦纷扰，或彻夜不寐，久治不愈，伴有烦躁不安，面部黧黑，肌肤甲错，舌质紫暗，脉来不畅。

瘀血内阻证的患者饮食上宜多吃山楂、醋、玫瑰花、金橘、番木瓜等具有活血、散结、行气、疏肝解郁等作用的食品，少食肥肉等滋腻之品。同时也可选用一些活血养血的药物，如当归、川芎、丹参、地黄、地榆、五加皮等来煲汤饮用。

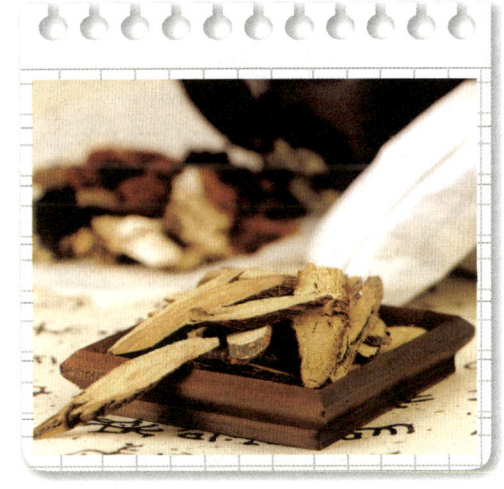

失眠患者的黄金饮食原则

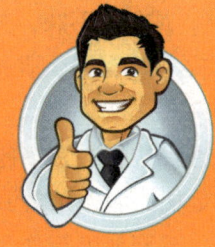

失眠严重地扰乱了人们的正常生活。疾病的发生跟我们平时的饮食习惯也是有着密切关系的。失眠患者的饮食原则有哪些？下面我们一起来了解一下。

饮食以清淡、易消化为主

中医说"胃不和则卧不安"，就是说由于饮食引起胃部的不适容易引起失眠，可见，饮食结构不合理是失眠的原因之一。失眠患者饮食宜以平补为主，使自己保持比较安定的情绪，如豆类、奶类、谷类、蛋类、鱼类、冬瓜、菠菜、苹果等。且尽量不要吃火腿、热狗、茄子等食物，这些食物中含有一种能刺激肾上腺素分泌的干酪胺，这种物质会使大脑兴奋，降低睡意。同时，少吃油腻、煎炸熏烤食品，避免食用辛辣有刺激性的温燥食品，如浓茶、咖啡、胡椒、葱、蒜、辣椒等。

合理摄取镁元素

镁能调节神经肌肉兴奋性，血中镁含量增高，镇静作用随之增强。镁缺乏在临床上主要表现为情绪不安、容易激动、手足抽搐、反射亢进等。适当摄入含有镁的食物，可以帮助缓解失眠症状。

镁主要存在于叶绿素当中。如蔬菜类的油菜、慈姑、茄子、萝卜，水果中的葡萄、香蕉、柠檬、橘子，谷物中的糙米、小米、玉米、小麦，豆类中的黄豆、豌豆、蚕豆，水产品中的紫菜、海参、鲍鱼、墨鱼、鲑鱼、沙丁鱼、蛤蜊等都是含镁丰富的食物。另外，松子、榛子、西瓜子也是高镁食物。

补充褪黑素

睡眠与大脑松果体分泌的褪黑素有关。褪黑素水平降低、睡眠减少是人类脑衰老的重要标志之一。因此，从体外补充褪黑素,可使体内的褪黑素水平维持在年轻状态，调整和恢复昼夜节律，不仅能加深睡眠，提高睡眠质量，更重要的是改善整个身体的功能状态，提高生活质量，延缓衰老的进程。

黄瓜、西红柿、香蕉、胡萝卜等食物中都含有与褪黑素结构相似的物质，我们可以通过食用这些食物来补充褪黑素，缓解失眠症状。

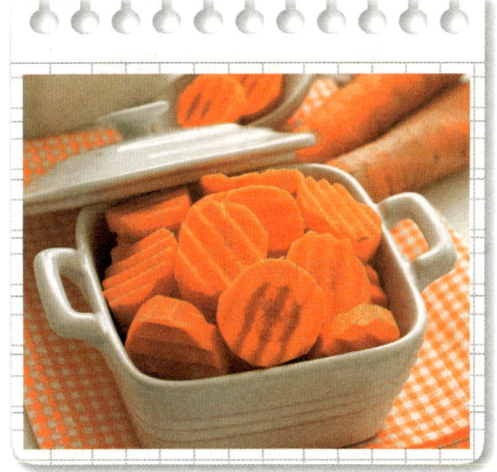

多食用补心安神的食品

心在五脏六腑之中占有首要地位。心主血脉，是推动血液运行的基本动力，是人体生命活动的中心，主神明，为十二官之主宰，情志思维活动的中枢。因此多食用一些具有养心安神作用的食物，可缓解失眠。例如莲子、桂圆、酸枣仁、茯苓、百合，均有养心安神的功效。

食用富含色氨酸的食物

营养学家建议，在吃晚餐的时候应该适量地多吃一些含有色氨酸的食物，因为这种物质在人体内代谢后会生成5-羟色胺，它能够抑制中枢神经兴奋，产生一定的困倦感。如鱼、肉、蛋及牛奶、酸奶等。奶制品既富含色氨酸，也富含钙元素，失眠患者就寝前饮用一杯牛奶或酸奶，会有良好的催眠效果。

三餐要适宜

早餐要吃好,应吃体积小而富含热量、色香味美的食物,如豆浆、牛奶、鸡蛋、面包等;午餐要吃饱,因为午餐前后人体消耗能量比较大,所需热量最高;晚餐要吃少,因为晚餐后不久要睡觉,所需热量较少。很多朋友都不会在意自己晚餐的食量,即便有些人吃饱了还是会继续进食,这种习惯是不正确的。因为高蛋白质、高脂肪的食物在晚上不但不容易消化,还会加重胃肠道负担,使人更加难以入睡。

对于一些在临睡前或夜间醒后再难入睡的失眠患者来说,首选的促眠食物是牛奶或者酸奶,乳制品中含有具有安定作用的色氨酸,睡前20分钟喝100~150毫升,常能令人安然入睡。洋葱和生姜也有很好的催眠作用,吃饭时取新鲜洋葱30~50克、生姜5克,切碎,每晚睡前15分钟加白糖或蜂蜜食下,坚持半个月,将有助于纠正由于神经衰弱而导致的顽固性失眠。

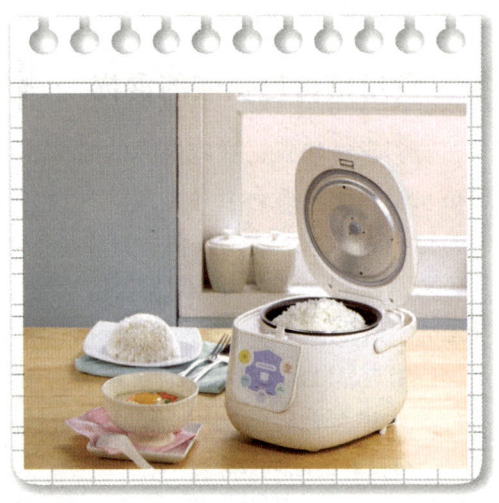

忌食辛辣刺激性食物

晚餐中尽量避免食用辣椒、大蒜、洋葱、芥末等食物。酒精也是辛辣之品,尽管饮用少量酒精可以助眠,但其只能帮助人体停留在浅睡状态,很难进入深睡状态,所以饮酒后虽然会睡很长时间,但醒来后仍有疲惫感。常食的食物中,辛辣食物有葱、韭菜、生姜、酒、辣椒、花椒、胡椒、桂皮、八角、小茴香等。所以,想要好睡眠就应该避免食用以上食品。

少吃会胀气的食物

有些食物在消化过程中会产生较多的气体,从而产生腹胀感,妨碍正常睡眠,如豆类、洋葱、玉米、生菜沙拉和全谷制品等,均会导致睡眠质量的下降。

胀气大部分原因是由饮食所引起。要改变这种情况,必须改变饮食习惯。吃东西时要细嚼慢咽,而且不要一次吃得太多;平时避免喝碳酸饮料、嚼口香糖,并且最好不要用吸管喝饮料,因为这些都会无形中增加气体的摄入;少吃含有果糖或是山梨醇(糖)的食物,这也是产气的元凶;豆类食品一定要煮熟再吃,太硬的豆子不但不好消化还容易造成胀气。有些人对某些食物特别容易产气或是胀气,就必须根据以往的经验避开这些食物。饭后不要一直坐在沙发上,可以起身走一走,洗碗或是散步,温和轻缓的运动有助于消化。

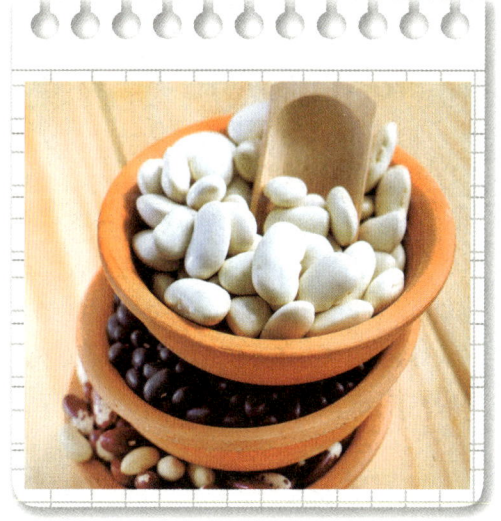

睡前忌饮浓茶、咖啡

不少人都知道,睡觉之前不宜喝咖啡,因为咖啡具有"提神醒脑"的功效。咖啡中含有咖啡因,能使神经系统兴奋,还有利尿作用,摄入过量必然会导致失眠。

茶叶中含有的主要成分是茶多酚、咖啡因、脂多糖,均能促使人体中枢神经兴奋。这些物质造就了茶的清心提神、清热解暑、消食化痰、去腻减肥、解毒醒酒、生津止渴、降火明目、止痢除湿等作用。但是，很少有人知道的是，浓茶及咖啡内含有的刺激和兴奋性成分不利于前列腺功能的正常发挥，会让前列腺血管扩张而充血肿胀，甚至产生排尿异常和小腹会阴疼痛等不适，对于前列腺炎及康复期兼失眠患者来说更加不利，因此失眠患者还是少饮茶和咖啡为佳，以减少睡前对于身体的不良刺激。

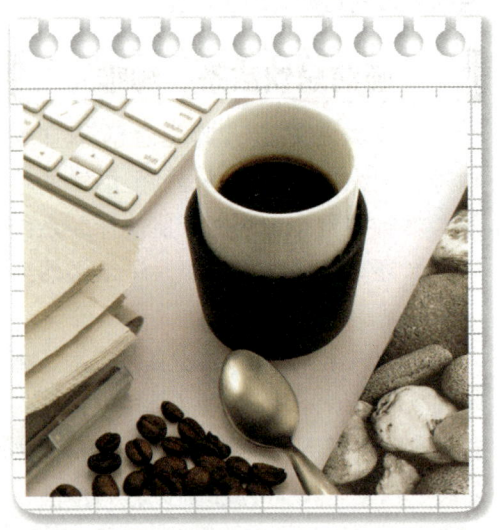

少吃油腻、油炸的食物

　　油腻的食物是指脂肪和胆固醇含量高的食物，如油炸食品、猪油、肥肉等。油炸且藏油的食品都是油腻食物。油炸食品中含有丙烯酰胺，淀粉类食物在高温下烹调就容易产生该种物质；且淀粉含量高的油炸食品中丙烯酰胺的含量也高，所以经常吃油炸食品容易致癌。由于油炸食品经高温处理容易产生亚硝酸盐类物质，而且油炸食品不易消化，多吃油炸食品的人会感到胸口发闷、发胀，甚至恶心、呕吐，或者消化不良，使肠、胃、肝、胆、胰工作量加大，刺激神经中枢，使其一直处于工作状态，很容易导致失眠。

　　油炸食品含有较高的油脂和氧化物质，经常进食易导致肥胖，是引发高脂血症和冠心病的危险食品。另外，食物经高温油炸，其中的各种营养素被严重破坏，妨碍人体对它们的吸收和利用。

 Part 1 中西医谈失眠

失眠患者的生活调养

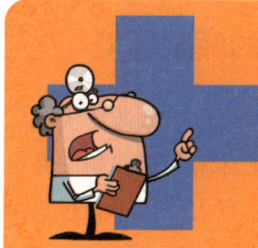

失眠困扰着无数的朋友,本节内容我们从简单的生活调养开始,让更多失眠患者调整好自己的生活习惯,从而改善失眠状况。

生活有规律

每个人都有自己特定的睡眠周期,选择最合适的睡觉时间及方式,做到每天按时睡觉,按时起床,养成良好的生活习惯,注意饮食营养,劳逸结合,增强体质。睡眠是一种主动休息、恢复体力的过程,每天所需的休息时间因人而异,有人每天需要保证7~9小时的睡眠,也有人一天仅需休息五六个小时。因此,只要不影响正常生活,睡眠少也不必一味治疗。

首先,要选择相对舒适的睡眠环境,要注意调整生物钟变化,生活有规律,使睡眠生物钟尽量与自然周期同步化;适当参加一些劳动、体育锻炼,注意劳逸结合,也有助于改善睡眠;睡前不要喝可乐、咖啡、茶、酒精等可以兴奋神经的饮料。其次,失眠患者在睡前要调整好自己的心态,不要因为失眠而过分紧张,睡眠的改善需要一个过程。而长期被睡眠障碍所困扰的患者,应积极寻求治疗。

适量运动,加强锻炼

适量运动可以镇定交感神经系统,是改善睡眠障碍的良方。运动能产生内啡肽,它是一种比吗啡还强的镇静物质,具有催眠作用。有规律的运动可以调节生物周期节律,也就是所谓的生物钟,这种影响与光线对睡眠的影响一样强烈。

运动对睡眠的影响还与运动量有关，中等程度以下的运动能使人产生轻度的疲劳感，加快入睡，并加深睡眠深度。运动时间最好选择在下午4~5点或者早晨，睡前不宜做剧烈运动。临睡前的过量运动，会令大脑兴奋，不利于提高睡眠质量。运动助眠的项目有很多种，如跑步、竞走、滑冰、游泳、做操、骑自行车、打羽毛球等，可根据自己的实际情况进行选择。运动会影响体内多种激素的分泌，从而帮助调理阴阳平衡，有助于睡眠。

调整心态，解除焦虑情绪

出现焦虑情绪的时候，可以适当做一些放松训练，如深呼吸、逐步肌肉放松法等。正确的深呼吸方式要点是：保持一种缓慢均匀的呼吸频率，稍稍屏气，将空气深吸入肺部，然后缓缓地把气呼出。长期研究证实，肢体活动对于缓解焦虑大有益处；而且对平时容易急躁的人来说，多参加慢跑、打太极拳、下棋、游泳等运动，可以增强自我控制能力、稳定情绪。

创造优质的睡眠环境

优质的睡眠环境可以有效改善失眠症状。营造舒适的睡眠环境，首要条件是卧室的温度要适中，不宜太冷也不宜过热；习惯开灯睡觉的人，光线也不能太亮，以免影响睡眠；保持良好的通风，室内氧气浓度才不会下降。其次是保持规律的睡眠时间，生活作息要规律，即使前一天没睡好，隔天仍要按时起床，以免影响晚上的睡眠；且要严格限制在床上的时间，白天

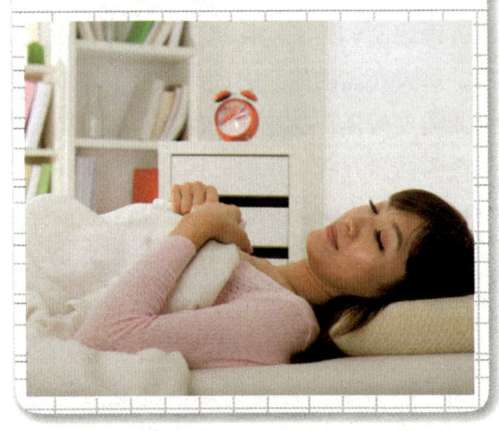

时尽量不要待在床上，只有在晚上想睡觉时才上床睡觉。再者，选择适合自己的枕头。另外，要避免在床上做睡觉以外的事，如看书、看电视、吃东西，若躺在床上20~30分钟仍无法入睡，应立刻起床做一些可以放松心情的事，如听听音乐、看书等，待有睡意时再去就寝，较容易进入梦乡。有些人喜欢睡前泡热水澡、喝杯热牛奶或蜂蜜以助睡眠，但专家建议最好不要吃太饱，以免消化不良影响睡眠质量。

关注入睡前的睡姿

睡眠姿势不外乎俯卧、仰卧、侧卧三种。从睡眠卫生的要求来说，以双腿屈曲朝右侧卧的姿势最合适。这样会使全身肌肉松弛，有利于肌肉组织休息、消除疲劳；心脏在胸腔内位置偏左，右侧卧位心脏受压少，可减轻其负担；胃通向十二指肠以及小肠通向大肠的口都向右侧开，右侧卧有利于胃肠道内容物的顺利排空；肝脏位于右上腹部，右侧卧时它处于低位，因此血供多，有利于对食物的消化、体内营养物质的代谢及药物的解毒，以及肝组织本身的健康等。实际上，人们在整夜的睡眠过程中，不可能固定在一个姿势，到一定时候就自行翻身或改变四肢的位置，以求得舒适的体位。人在睡眠过程中，只要能迅速入睡，没有不舒服的感觉即可，不必太拘泥于睡姿。但总的说来，侧卧、仰卧的睡姿较好，尤其以右侧卧位为佳。

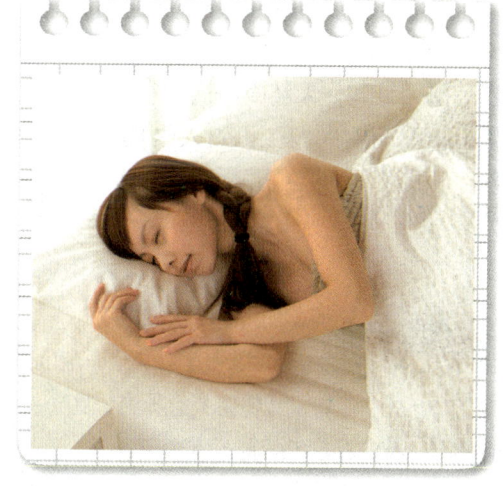

远离会加重失眠的食材、药材

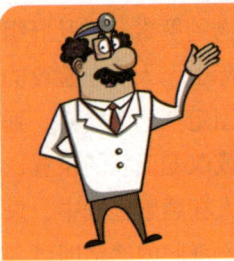

除了压力、身体因素等,平时吃的一些食物也会影响我们的睡眠,如一些热性刺激食物和高盐、高脂肪食物,容易刺激神经,加重失眠,因此,要远离它们。

花椒

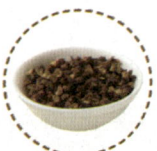

①花椒食用后易积热生燥,耗损阴液,出现心烦、失眠等症,或加重失眠症状。

②花椒是一种天然香料。研究证实,天然香料内含有一种诱变物,能诱导癌症的发生,对人体健康不利。

桂皮

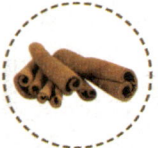

①桂皮性温,食用后会加重内热,引发失眠。

②桂皮有小毒,用量过大,易发生头晕、眼花、干渴、脉数大等毒性反应,对人体健康不利。

干辣椒

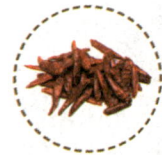

①过食干辣椒易上火,加重内热,导致失眠。

②过食干辣椒会刺激肠胃,出现胃炎、肠炎、呕吐、腹痛等,有疮疖、痛肿者不宜食用。

咖喱粉

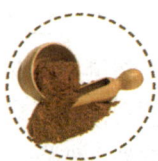

①咖喱粉性热,过食会加重内热,使失眠加重。

②食用咖喱粉后易出现上火症状,如口腔溃疡等,此外易使心跳加快,加重失眠。

芥末

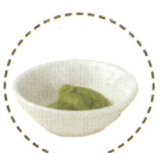

①芥末过食易上火,失眠者多数是由肝火旺盛,扰乱心神,从而导致心神不宁,出现失眠,食用后会使肝火更旺,失眠更为严重。

②芥末具有催泪性的强烈刺激性辣味,食用后可使人心跳加快、血压升高。而失眠者常常有高血压、心跳快等症状,食用后会加重病情。

大葱

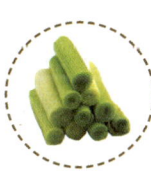

①大葱属于辛辣刺激食物,过量食用会刺激肠胃,引起烧心、反酸。同时还会刺激眼睛,有眼疾的人群不宜多食。

②大葱属于辛热之品,过量食用容易造成上火,增加内热,对由阴虚火旺、肝郁化火所致失眠的患者来说,食用后会使症状更为严重。

生姜

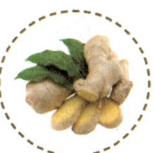

①生姜性味温辛,是助阳之品,阴虚火旺者禁止食用。失眠者多表现为阴虚火旺症状,食用后会加重阴虚表现,导致失眠加重。

②生姜含有姜辣素,过多食用对肾脏有损伤,还易导致咽干、便秘等症,对身体健康不利。

香椿

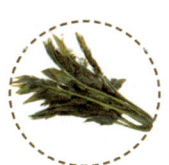

①有医书记载:"椿芽多食动风,熏十经脉、五脏六腑,令人神昏血气微。"故不宜多食。

②香椿性温,过多食用容易加重人体的"内热",对失眠者而言,其本身就是肝火旺盛而扰乱心神所致,所以食用香椿后会加重肝火,从而使失眠症状更为严重。

韭菜

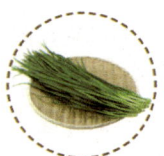

①过量食用韭菜容易引起神昏、目暗等症状,而且韭菜的粗纤维较多,过多食用不利于消化吸收。

②韭菜是温热之物,过多食用容易使肝阳上亢,加重内热,而失眠者内热本身较重,食用后无疑会使失眠更为严重。

南瓜子

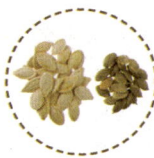

①南瓜子中含有南瓜子氨酸,有刺激中枢神经、引起兴奋、影响睡眠的作用,故失眠患者不宜食用。

②南瓜子能促进机体代谢,同时也会使血压升高,对失眠者来说,其本身大脑兴奋,血压有波动,食用后会使病情加重。

榴梿

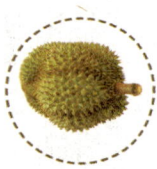

①榴梿性热而滞,过食增加内热,引发和加重口苦咽干、大便秘结等症状。对阴虚所致失眠患者来说,食用后会加重内热,使失眠症状更加严重。

②榴梿含糖量高,长期摄入易引起糖代谢紊乱,过量的糖分摄入还会在体内转化为内源性甘油三酯,使血清甘油三酯浓度升高,易患高脂血症、糖尿病等疾病。

甲鱼

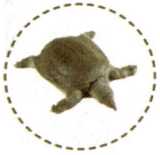

①甲鱼滋腻,久食伤脾胃,故脾胃虚弱腹泻者忌食。对失眠者而言,长期的失眠会导致免疫力低下、消化功能减退等,食用后会加重相关症状。

②肠胃功能虚弱、消化不良的人应慎食甲鱼。尤其是患有肠胃炎、胃溃疡、胆囊炎等消化系统疾病患者,食后易加重失眠病情。此外,孕妇及产后泄泻者也不宜食用。

羊肉

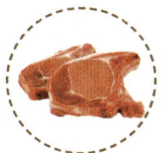

①羊肉性温燥,食用后会积热生燥,耗损阴液,对于内热较重的失眠患者显然不利于病情。

②对失眠者来说,长期失眠后会使其消化功能降低、脾胃较为虚弱,过食羊肉会导致消化不良,脾胃不和,加重失眠。

狗肉

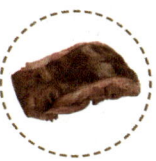

①狗肉性温热,能积热生燥,对于阴虚火旺、痰多内热的失眠者来说,食用此类温燥食物,会加重内热表现,从而使失眠症状更加严重。

②狗肉蛋白质和脂肪含量较高,不宜消化,所以消化功能低下者不宜食用。

腊肉

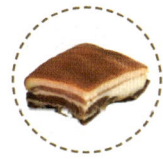

①腊肉在制作过程中,流失很多维生素和微量元素,不利于营养的吸收,对身体健康不利。

②腊肉的盐分含量较高,如果长期食用,会导致每天摄入的盐分过多,容易使血压出现波动。长期失眠患者因烦躁情绪等各种原因导致血压升高,食用后不利于病情的控制。

肥肉

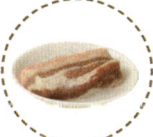

①肥肉是肥厚甘腻之品,脂肪含量较高,长期过食,易患高脂血症等疾病,而长期失眠患者,体内代谢紊乱,血压波动明显,食用后会加重病情。

②失眠患者多数是痰热内扰、心脾两虚所致,过多食用肥厚油腻之品会使体内痰湿更为严重,加重痰热,使失眠症状更为严重。

咸鱼

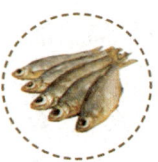

①咸鱼在腌制过程中易产生亚硝酸盐类物质,是一种强烈的致癌物,尤其易引起消化道癌、肝癌等,对健康造成威胁,故不宜多食。

②失眠者多数因阴虚内热所致,阴虚者不宜食用过咸的食物,否则容易耗损阴液,加重其相关症状。

松花蛋

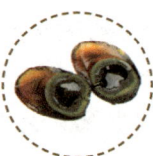

①松花蛋中含有重金属铅,过食易引起铅中毒,表现为智能低下、反应迟钝、注意力不集中、听力下降等。

②松花蛋蛋壳中含有大量细菌,这些细菌若大量通过蛋壳的孔隙进入蛋内,食用后就会导致疾病。失眠者免疫力较差,过多食用会增加患病风险。

干酪

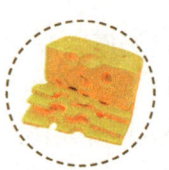

①干酪含有乳糖,而乳糖不易被消化,对失眠者来说,长期的失眠会导致体内代谢紊乱,消化功能降低,脾胃功能变弱,过食会使病情加剧。

②干酪营养丰富,能量较高,对一般人而言,过多食用易令人发胖。此外,脂肪酸的含量也较高,过多食用容易导致高血脂。

薯片

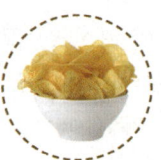

①薯片中含有一定量的丙烯酰胺,是一种强致癌物质。对失眠者而言,长期的失眠会使其免疫力降低,食用后会增加其患癌症的风险。

②薯片中油脂的含量极高,而油脂中的成分主要是反式脂肪酸,能增加血液的黏稠度,增加低密度脂蛋白的含量,从而易致动脉粥样硬化的发生。

冰淇淋

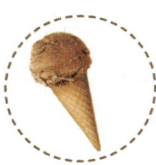

①冰淇淋多数是由人工奶油加工制作,过食会增加血液黏稠度,促进动脉硬化的形成。

②过食冰淇淋对肠胃的刺激很大,不利于消化吸收,影响食欲,而失眠者经过长期的失眠后,其消化功能降低、免疫力减弱,食用后不利于病情好转。

白酒

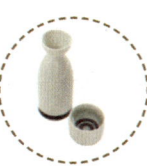

①过多饮用白酒会增加肝脏负担,影响肝功能,长期失眠者,体内代谢紊乱,脏器功能低下,过多饮用显然会使病情恶化。

②长期过多饮用白酒,会影响身体对其他营养素的吸收,导致身体阴阳失衡,健康受损。

咖啡

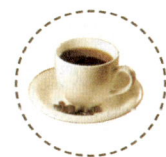

①咖啡中含有咖啡因成分,饮用后会兴奋大脑的中枢神经,使大脑处于兴奋状态,失眠者饮用后会使失眠症状加重。

②咖啡的热量和脂肪含量均较高,长期饮用,可使甘油三酯水平升高,出现高脂血症。习惯大量饮用咖啡的人停止饮用咖啡,会出现头痛、易怒、肌肉紧绷等症状,需摄入咖啡因症状才可消失。

浓茶

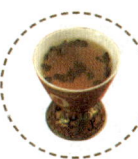

①浓茶中含有"茶多酚"等类似咖啡因的成分,能兴奋中枢神经,有提神醒脑的作用,失眠者饮用后会加重失眠症状。

②大量饮用浓茶后,鞣酸与铁的结合率增高,会给人体对铁的吸收带来障碍,表现为缺铁性贫血,从而出现气血亏虚的症状,而气血虚弱也是造成失眠的原因。

丁香

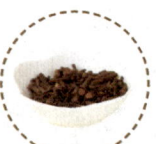

①丁香性温,味辛,多食容易上火耗阴,对失眠患者极为不利。

②《本草经疏》中指出:"一切有火热证者忌之。"很多失眠患者往往都有烦热不安等症,食用丁香后更容易加重其症状。

茴香

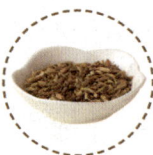

①茴香属辛辣刺激之物,食用后可使心跳加快、血压升高,不利失眠患者的病情恢复。

②茴香性属温热,食用后容易加重内热,出现上火症状,而失眠者一般来说其内火较重,易烦躁不安,食用后会加重失眠等相关症状。

水牛角

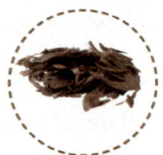

①水牛角性寒,脾胃虚寒者不宜食用,特别是对于痰热内扰型的失眠患者,由于常饮食不节,暴饮暴食,喜食肥甘厚腻、生冷之物,损伤脾胃,服用此类物品对身体不利。

②水牛角仅有少数患者服用后出现消化道疾病,症见胃部不适、腹胀、腹泻、恶心等。亦有少数患者出现失眠,所以失眠患者慎用。

麻黄

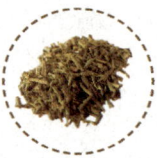

①麻黄含麻黄碱,而麻黄碱有明显的中枢兴奋作用,较大治疗量即能兴奋大脑皮质和皮质下中枢,从而引起失眠、神经过敏、不安、震颤等症状,对失眠患者大为不利。

②麻黄中的麻黄碱能使心肌收缩力增强,心排血量增加,常会引起收缩压和舒张压上升,脉压增大,这是高血压引起的失眠患者的失眠症状。

part 2 吃对食物，防治失眠

食物疗法是根据中医理论，选用食物或配合药物，经过烹调加工，制作成具有药用效果的食物，以达到养生治病的目的。饮食对于治疗和预防失眠有很好的作用，所以，失眠患者应当适当地调节饮食结构，采用合理的饮食方案来改善人体气血平衡，从而达到治疗和预防失眠的目的。

本章列举了44种有安神助眠作用的食材，并介绍了适用量、性味、归经、助眠功效及应用指南，针对每种食材的助眠作用，还分别推荐了两道对症的食疗方案供患者选择，以缓解失眠症状。

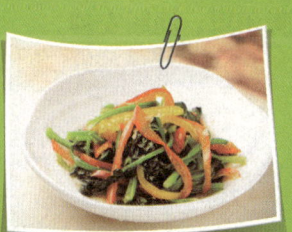 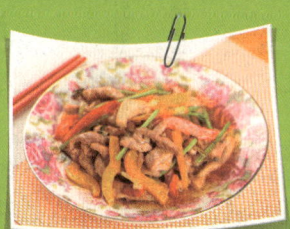 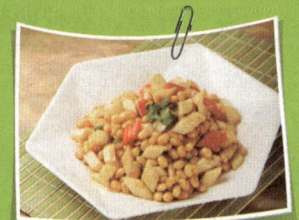

小麦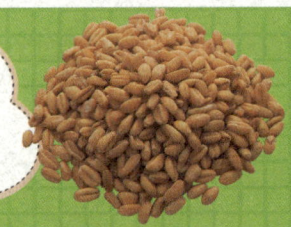

- 别　名：麦子
- 性　味：性凉，味甘
- 归　经：归心经
- 适用量：每日 100 ~ 150 克

助眠功效

小麦含碳水化合物、粗纤维、蛋白质、脂肪、钙、磷、铁、维生素及烟酸等营养成分，具有养心神、敛虚汗、益气生津、健脾厚肠的功效，特别适合体虚者食用，对心血不足产生的失眠、心悸不安也有良好效果。

应用指南

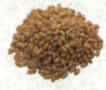 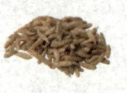 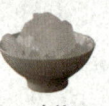　　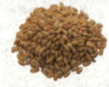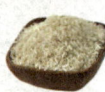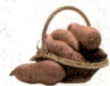

小麦　　麦冬　　冰糖　　　　小麦　　糯米　　红薯

益气养血、安神助眠

材料： 水发小麦 170 克，麦冬适量
调料： 冰糖 20 克
做法： 砂锅中注水烧开，放入洗净的小麦，撒上麦冬，煮沸后用小火煮至食材熟透，加入适量冰糖，搅拌匀，用中火续煮片刻，至糖分溶化。关火后盛出煮好的小麦粥，装入汤碗中，待稍微冷却后即可食用。

健脾和胃、润肠安神

材料： 水发小麦 100 克，糯米 50 克，红薯 50 克
做法： 砂锅中注水烧开，放入洗净的小麦和糯米，煮沸后用小火煮约 30 分钟，至食材熟透，加入切好的红薯，搅拌匀，用中火续煮 10 分钟，关火后盛入汤碗中，待稍微冷却后即可食用。

小麦红薯粥

材料： 水发小麦75克，水发红米120克，水发花生米80克，红薯150克

调料： 白糖15克

做法

①将洗净去皮的红薯切成丁。②砂锅中注水烧开，倒入洗净的花生米、红米、小麦，搅拌均匀，烧开后用小火煮1小时，倒入红薯丁拌匀，用小火再煮15分钟，放白糖，拌匀，煮化，盛出即可。

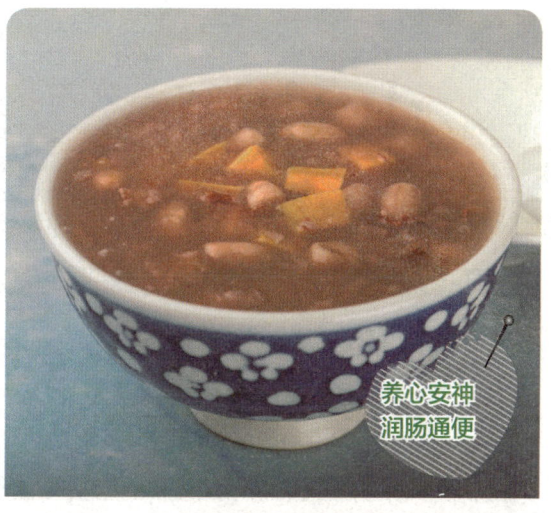

养心安神 润肠通便

小麦红豆玉米粥

材料： 水发小麦80克，水发红豆90克，水发大米130克，鲜玉米粒90克

调料： 盐2克

做法

①砂锅中注水烧开，倒入洗净的大米。②放入洗好的玉米粒，再放入洗净的小麦、红豆，搅拌均匀，盖上盖子，烧开后用小火煮40分钟，至食材熟透。③揭盖，放入少许盐，拌匀调味即可。

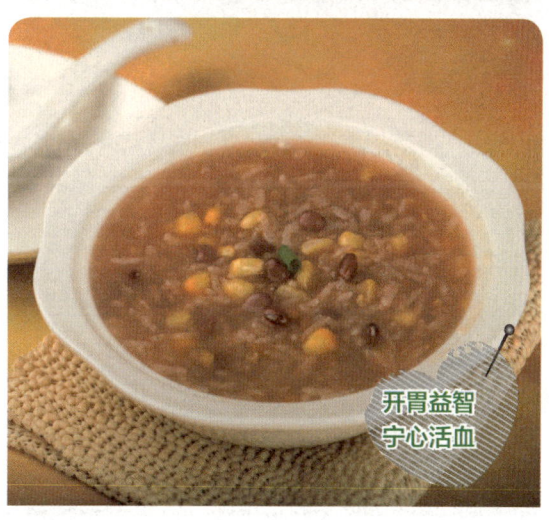

开胃益智 宁心活血

小米

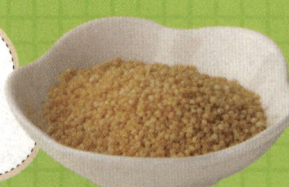

- 别　名：粟米、黏米、粟谷
- 性　味：性凉，味甘、咸
- 归　经：归脾、肾经
- 适用量：每日50～100克

助眠功效

小米中富含人体必需的氨基酸，是体弱多病者的滋补保健佳品。小米含有大量的碳水化合物，对缓解精神压力、紧张、乏力等有很大的作用。小米有健脾、和胃、安眠等功效；能滋阴、维持性功能、保持胎儿的正常发育、祛斑美容等。

应用指南

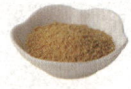 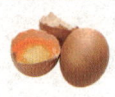 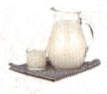

小米　　　鸡蛋　　　牛奶

益气活血、治疗失眠

材料： 牛奶50克，鸡蛋1个，小米100克
调料： 白糖5克
做法： 将小米洗净，浸泡片刻；鸡蛋煮熟后切碎；锅置火上，注入清水，放入小米，煮至八成熟；倒入牛奶，煮至米烂，再放入鸡蛋，加白糖调匀即可。

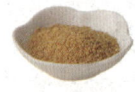 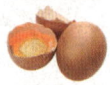 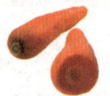

小米　　　鸡蛋　　　胡萝卜

健脾和胃、祛热安神

材料： 小米100克，鸡蛋1个，胡萝卜20克，葱花少许
调料： 盐3克，芝麻油、胡椒粉各少许
做法： 将小米洗净；胡萝卜洗净后切丁；鸡蛋煮熟后切碎；锅置火上，注入清水，放入小米、胡萝卜煮至八成熟；下鸡蛋煮至米粒开花，加盐、芝麻油、胡椒粉，撒葱花即可。

鸡丝干贝小米粥

材料：水发小米160克，熟鸡胸肉75克，水发干贝50克，葱花、姜丝各少许

调料：盐2克，鸡粉2克，料酒4毫升

做法

① 将熟鸡胸肉撕成细丝；用手将干贝碾碎，备用。② 砂锅中注水烧热，倒入洗好的小米，放入鸡胸肉、干贝、姜丝，淋入料酒，拌匀，煮开后用小火煮30分钟，加盐、鸡粉，拌匀调味，撒上葱花即可。

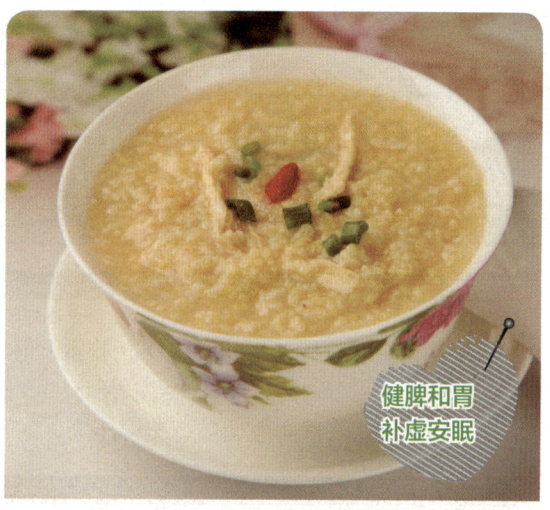

健脾和胃
补虚安眠

南瓜子小米粥

材料：南瓜子80克，水发小米120克，水发大米150克

调料：盐2克

做法

① 将南瓜子炒香，捣碎。② 砂锅中注水烧热，倒入洗净的小米、大米，搅拌匀，烧开后用小火煮30分钟，倒入南瓜子，搅拌匀，放盐，拌匀调味，装入碗中即可。

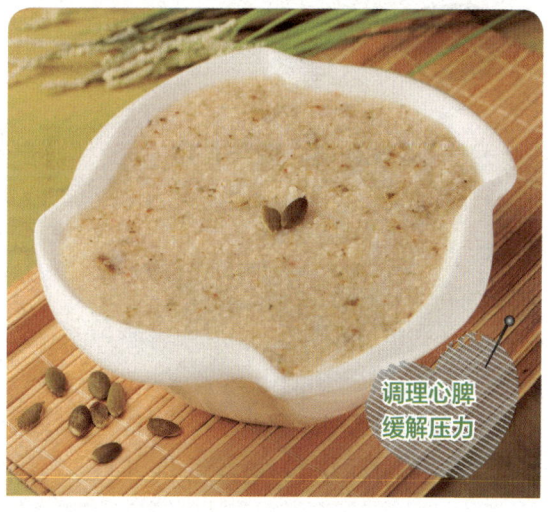

调理心脾
缓解压力

燕麦

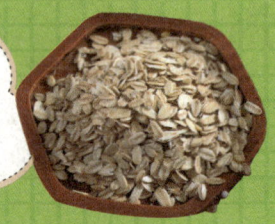

- 别　名：野麦、油麦、玉麦
- 性　味：性温，味甘
- 归　经：归脾、心经
- 适用量：每日40克左右

助眠功效

燕麦具有健脾益气、补虚止汗、养胃润肠的功效。燕麦不仅可以预防动脉硬化、脂肪肝、糖尿病、冠心病，而且对便秘以及水肿等都有很好的辅助治疗作用，可增强人的体力。此外，燕麦还能改善血液循环、缓解压力，对失眠、神经衰弱也有调理功效。

应用指南

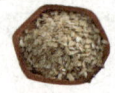 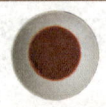 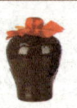 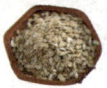 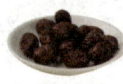 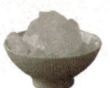

燕麦　　鸡血块　　黄酒　　　　　燕麦　　红枣　　冰糖

养血补血、益气补虚

材料：燕麦60克，鸡血块30克

调料：黄酒适量

做法：将备好的燕麦洗净，鲜鸡血切成块。锅中加入适量清水，放入备好的燕麦，搅拌均匀，大火煮开后用小火慢煮20分钟，放入备好的鸡血块，搅拌均匀，将鸡血块煮熟，加入适量黄酒搅匀，关火后盛出即可。

安神健脾、保护血管

材料：燕麦100克，红枣50克

调料：冰糖适量

做法：将红枣洗净，去核；锅中加入适量清水，放入备好的燕麦、红枣，搅拌均匀，大火煮开后用小火慢煮20分钟，放入备好的冰糖，搅拌均匀，将冰糖煮化，关火后盛出，稍微放凉即可食用。

燕麦二米饭

材料： 水发大米100克，水发小米70克，燕麦50克

做法

① 锅中注入适量清水烧热，倒入洗好的大米、小米、燕麦，拌匀。② 盖上盖子，煮开后用小火煮30分钟至食材熟透，关火后揭开锅盖，盛出煮好的饭即可。

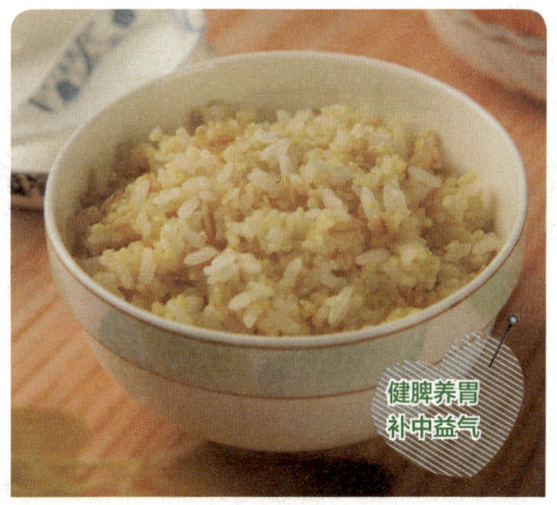

健脾养胃
补中益气

果仁燕麦粥

材料： 水发大米120克，燕麦85克，核桃仁35克，巴旦木仁35克，腰果、葡萄干各20克

做法

① 将干果磨成粉末状，待用。② 砂锅中注水烧开，倒入洗净的大米、燕麦，搅拌匀，用小火煮30分钟，至食材熟透，揭开盖，倒入干果粉末，放入洗好的葡萄干，搅拌匀，略煮片刻即可。

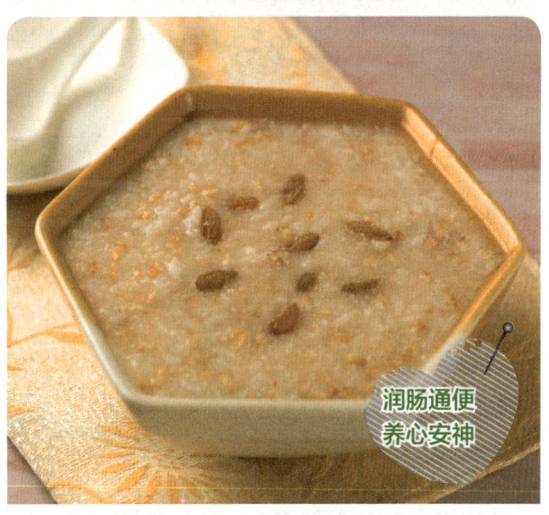

润肠通便
养心安神

黄豆

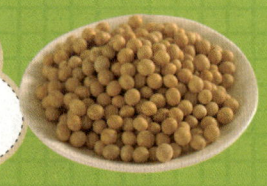

- 别　　名：大豆、黄大豆
- 性　　味：性平，味甘
- 归　　经：归脾、大肠经
- 适用量：每日70克左右

助眠功效

黄豆具有补脾益气、清热解毒的功效。黄豆中的不饱和脂肪酸和大豆卵磷脂能保持血管弹性并健脑，对失眠也有一定的调理功效，还能保肝并保持精力充沛。黄豆中的各种矿物质对缺铁性贫血有益。

应用指南

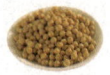 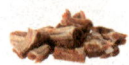 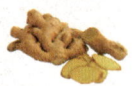

黄豆　　排骨　　姜

益气养血、治疗贫血

材料： 排骨500克，黄豆半碗，姜6片

调料： 盐适量

做法： 将黄豆浸泡2小时，排骨焯水洗净；锅里放入适量的水，倒入排骨、黄豆、姜片，大火烧开后用小火慢炖50分钟，至排骨酥烂，放少许盐调味即可。

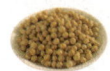 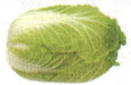 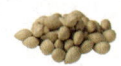

黄豆　　白菜　　银杏

降胆固醇、改善便秘

材料： 黄豆150克，白菜400克，银杏300克，水发香菇20克，姜片适量

调料： 盐适量

做法： 将黄豆洗净，白菜洗净切块，银杏放入滚水中焯片刻，取出、去衣、去心，香菇洗净；砂锅内用大火把水烧沸，下入所有材料，汤滚后改小火煲2小时即成。

茄汁黄豆

材料： 水发黄豆150克，西红柿95克，香菜12克，蒜末少许

调料： 盐3克，生抽3毫升，番茄酱12克，白糖4克，食用油适量

做法

① 将洗净的西红柿切丁；香菜洗净切末；黄豆汆水。② 用油起锅，倒入蒜末爆香，倒入西红柿、黄豆，炒匀，加水、盐、生抽、番茄酱、白糖，炒匀盛出，撒香菜末即可。

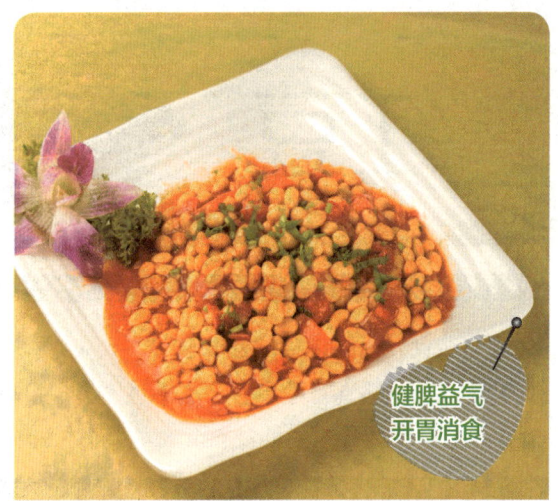

健脾益气 开胃消食

枸杞拌芥蓝梗

材料： 芥蓝梗85克，熟黄豆60克，枸杞10克，姜末、蒜末各少许

调料： 盐2克，鸡粉2克，生抽3毫升，芝麻油、辣椒油各少许

做法

① 将芥蓝梗洗净去皮，切成丁；芥蓝丁和枸杞汆水。② 将熟黄豆等放入碗中，加姜末、蒜末、盐、鸡粉、生抽、芝麻油、辣椒油，搅拌片刻至食材入味即可。

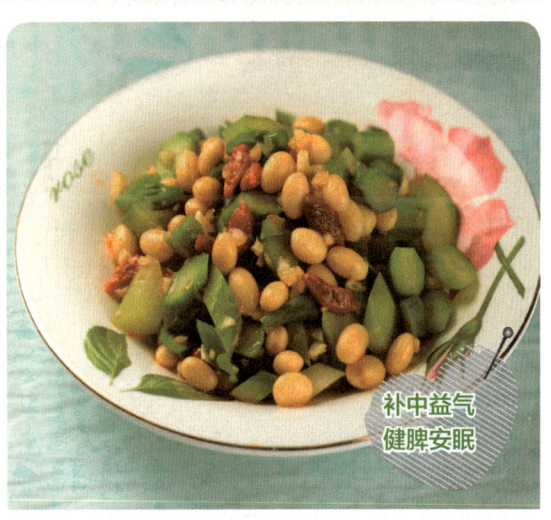

补中益气 健脾安眠

红豆

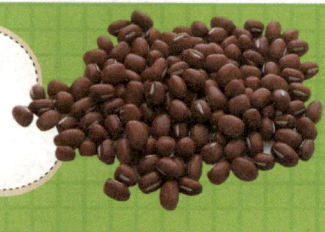

- 别　名：红饭豆、赤豆
- 性　味：性平，味甘、酸
- 归　经：归心、小肠经
- 适用量：每日50克左右

助眠功效

红豆具有消肿止泻、补脾养胃、利水、抗菌消炎、解毒等功效，可增进食欲、促进肠胃吸收消化，适宜肾性水肿、心源性水肿、肝硬化腹水、营养不良性水肿以及肥胖症等患者食用。红豆对调理贫血、神经衰弱等有一定的效用。

应用指南

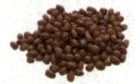 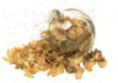 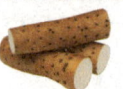 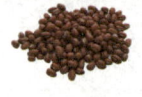 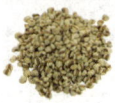 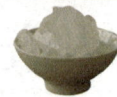

红豆　　百合　　山药　　　　　红豆　　薏米　　冰糖

补益气血、养心安神

材料： 红豆500克，百合干品20克，鲜山药50克，红枣20枚，莲子30克，桂圆肉50克

调料： 蜂蜜适量

做法： 将红豆煮烂打成浆，倒入锅内，同时加入百合、鲜山药、红枣、莲子、桂圆肉，小火煮20分钟，放入适量蜂蜜调味即可食用。

益气养血、利水消肿

材料： 薏米20克，红豆30克

调料： 冰糖适量

做法： 将薏米、红豆洗净，浸约半日，沥干备用。锅中注入适量清水，加入备好的薏米，大火煮开后用小火煮至半软，加入备好的红豆煮熟，再加入冰糖，搅拌均匀，待溶解后熄火，放凉后即可食用。

红豆南瓜粥

材料： 水发红豆 85 克，水发大米 100 克，南瓜 120 克

做法

① 将洗净去皮的南瓜切丁。② 砂锅中注水烧开，倒入洗净的大米、红豆，拌匀，用小火煮 30 分钟，倒入南瓜丁，搅拌匀，用小火续煮 5 分钟，至全部食材熟透，搅拌片刻，将煮好的红豆南瓜粥盛出，装入汤碗中即可。

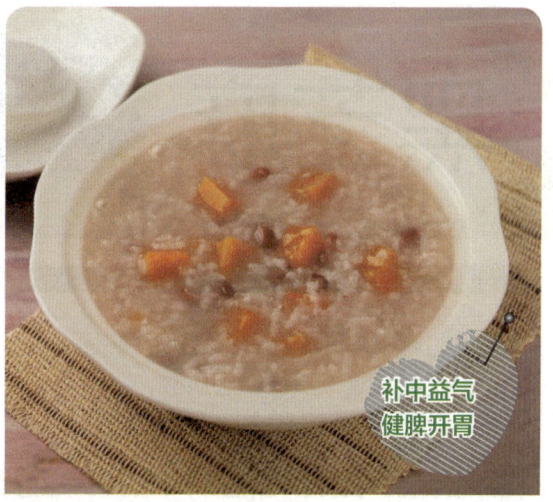

补中益气
健脾开胃

红豆红薯汤

材料： 水发红豆 20 克，红薯 200 克
调料： 白糖 4 克

做法

① 将洗净去皮的红薯切丁。② 砂锅中注水烧开，倒入洗净的红豆，拌匀，煮开后调至中小火，煮 40 分钟至食材熟软，倒入红薯，拌匀，调至小火，煮 15 分钟至红薯熟透，加入适量白糖，搅拌均匀，煮至白糖完全溶化即可。

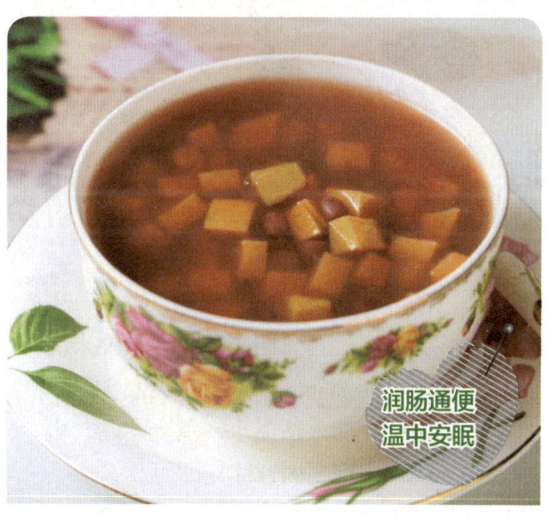

润肠通便
温中安眠

黑芝麻

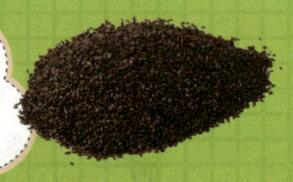

- 别　　名：芝麻
- 性　　味：性平，味甘
- 归　　经：归肝、肾、肺经
- 适 用 量：每日50克左右

助眠功效

　　黑芝麻有益肝、补肾、养血、润燥、乌发、美容作用。黑芝麻中的植物性脂肪属于亚油酸或亚麻酸等不饱和脂肪酸，具有降低胆固醇的作用；蛋白质中的各种氨基酸能强健血管、恢复体力、消除脑细胞疲劳，此外还能解酒护肝、预防脱发、对抗神经衰弱等功效。

应用指南

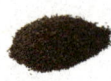 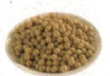 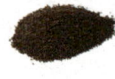 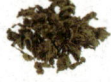

黑芝麻　　粳米　　黄豆　　　　　黑芝麻　　桑叶　　蜂蜜

补血养血、滋阴暖身

材料：粳米200克，黑芝麻25克，黄豆25克，红枣35克
调料：白糖25克
做法：将黑芝麻炒香，研末；黄豆、粳米洗净，浸泡；红枣洗净、去核；将黄豆、粳米、红枣倒入锅中，加入适量水，煮至熟烂，再加入黑芝麻、白糖，稍煮片刻即可。

滋阴清热、养肝明目

材料：黑芝麻240克，桑叶200克
调料：蜂蜜适量
做法：将桑叶洗净，沥干水分，烘干，研为粉末；将备好的黑芝麻炒香，捣碎，加入桑叶末，放入锅中，加入适量清水，大火烧开后用小火慢煎40分钟，加入适量蜂蜜调匀即可。

桑葚黑芝麻糊

材料： 桑葚干7克，水发大米100克，黑芝麻40克

调料： 白糖20克

做法

①取榨汁机，选择干磨刀座组合，将黑芝麻磨成粉。②将洗净的大米、桑葚干加水，榨成汁，倒入黑芝麻粉，搅拌均匀；将混合好的米浆倒入砂锅中，拌匀，加入白糖，搅拌均匀，煮成糊状盛出即可。

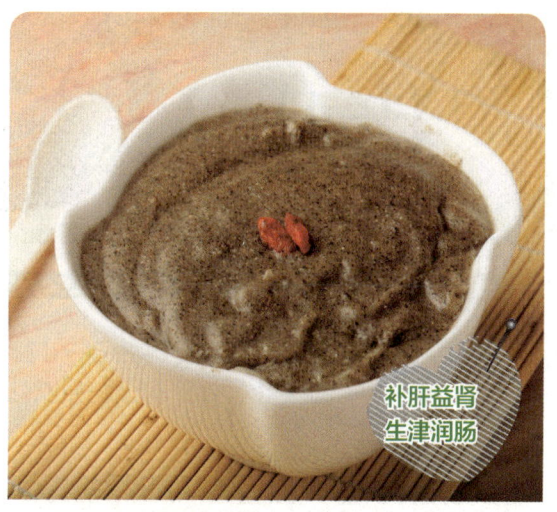

补肝益肾 生津润肠

山药芝麻糊

材料： 水发大米120克，山药75克，水发糯米90克，黑芝麻30克，牛奶85毫升

做法

①将黑芝麻炒香，碾成细末；山药洗净去皮切粒。②汤锅中注水烧开，倒入备好的大米、糯米，烧开后用小火煮30分钟，倒入山药、黑芝麻，用小火煮15分钟倒入牛奶，搅拌匀，用中火煮沸即可。

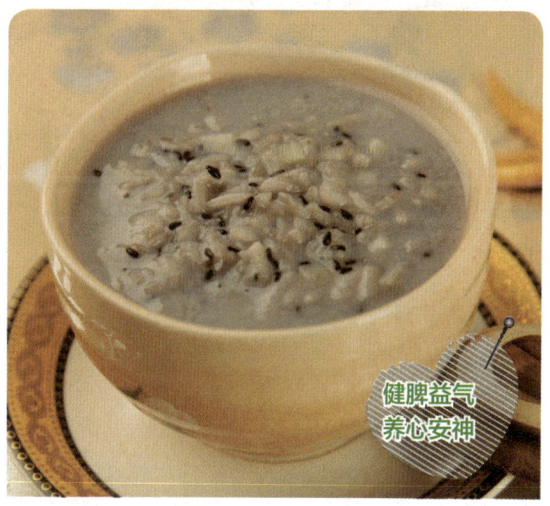

健脾益气 养心安神

猪心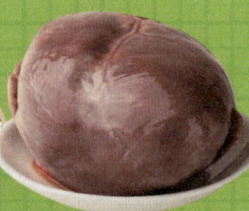

- 别　名：豚心、豕心
- 性　味：性平，味甘、咸
- 归　经：归心经
- 适用量：每日 50～150 克

助眠功效

猪心具有补虚、安神、定惊、养心、补血的功效。主治心虚失眠、惊悸、自汗、精神恍惚等症。适宜心虚多汗、自汗、惊悸恍惚、怔忡、失眠多梦之人食用；适宜精神分裂症、癫痫、癔病者食用。

应用指南

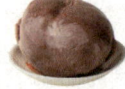 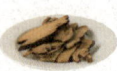 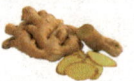

猪心　　　灵芝　　　姜

养心安神、养血益气

材料： 灵芝 15 克，猪心 500 克，葱、姜适量

调料： 盐、鸡粉、料酒各适量

做法： 灵芝洗净，煎煮滤取药汁；猪心洗净，与灵芝药汁、葱、姜、同置锅内，煮至六成熟捞起；将猪心放卤汁锅内，用小火煮熟捞起。取卤汁，加入鸡粉、盐、料酒，加热收成浓汁，均匀涂在猪心里外即可。

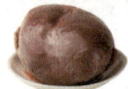 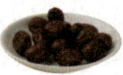 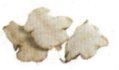

猪心　　　红枣　　　茯苓

宁心安神、利湿养血

材料： 猪心 1 个，红枣 15 克，茯苓 15 克，远志 5 克

调料： 盐、鸡粉各少许

做法： 将猪心剖开，洗净；茯苓、红枣、远志用细纱布袋装好，绳子扎紧；同入砂锅，加水适量烧开，改用小火慢炖，至猪心熟透后，加少许盐、鸡粉调味即可。

百合猪心粥

材料: 水发大米170克,猪心160克,鲜百合50克,姜丝、葱花各少许

调料: 盐3克,鸡粉、胡椒粉各2克,料酒、生粉、芝麻油各适量

做法
① 将洗净的猪心切片,放调味料腌渍。
② 砂锅中注水烧开,倒入洗净的大米,拌匀,煮沸后用小火煲煮30分钟,放鲜百合、猪心煮熟,加盐、鸡粉、芝麻油拌匀,煮入味,撒葱花即成。

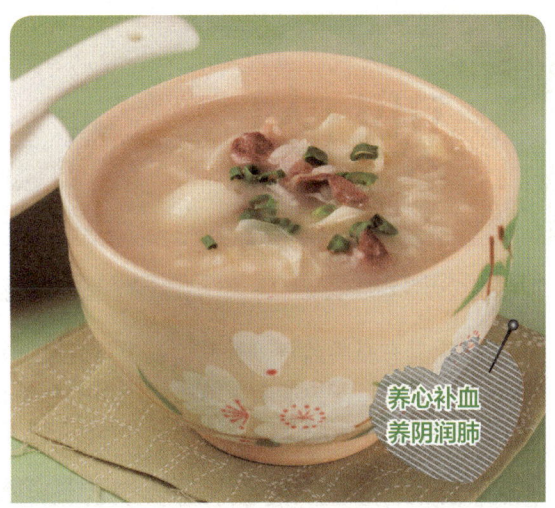

养心补血 养阴润肺

黄花菜茯苓猪心汤

材料: 水发黄花菜120克,猪心150克,茯苓10克,姜片、葱花各少许

调料: 盐2克,鸡粉2克,料酒10毫升

做法
① 将黄花菜洗净、切去蒂,猪心洗净、切片。
② 砂锅中注水烧开,放入洗好的茯苓,倒入黄花菜,小火煮15分钟,放猪心、姜片、料酒,拌匀,用小火煮15分钟,放盐、鸡粉,搅拌至食材入味即可。

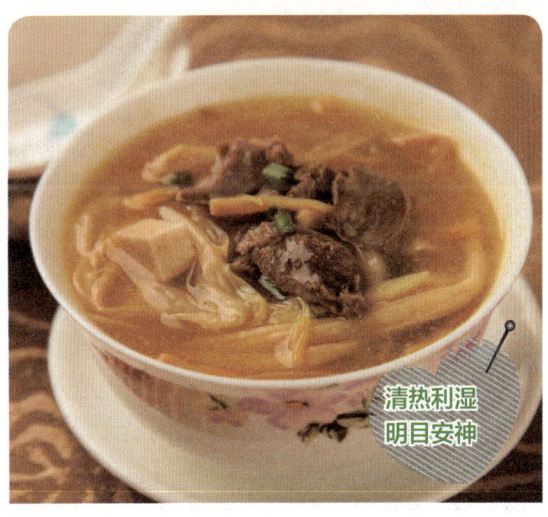

清热利湿 明目安神

鸡肉

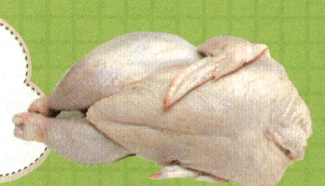

- 别　　名：家鸡肉、母鸡肉
- 性　　味：性平、温，味甘
- 归　　经：归脾、胃经
- 适用量：每日30～100克

助眠功效

鸡肉具有温中益气、补精填髓、益五脏、补虚损、健脾胃、强筋骨的功效。冬季多喝些鸡汤可提高自身免疫力，流感患者多喝鸡汤有助于缓解感冒引起的鼻塞、咳嗽等症状。鸡皮中含有大量胶原蛋白，能补充人体所缺少的水分，延缓皮肤衰老。

应用指南

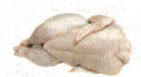 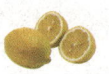 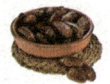

鸡肉　　柠檬　　蜜枣

健脾消食、生津润燥

材料：鸡肉500克，柠檬、蜜枣、枸杞各20克

做法：将备好的柠檬洗净，切片；将备好的蜜枣、枸杞洗净，备用；鸡肉斩块，余烫去血水，捞出冲净。锅内放入适量清水，放入鸡肉、蜜枣、枸杞，大火烧开后用小火慢炖至熟烂，加入柠檬，小火稍炖即可。

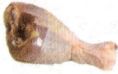 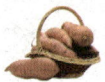 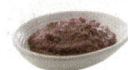

鸡腿　　红薯　　番茄酱

健脾和胃、益气补血

材料：红薯250克，鸡腿1个，月桂叶1片

调料：番茄酱、胡椒粉、盐、高汤各适量

做法：将红薯切块；鸡腿切块，加胡椒粉、盐腌渍；锅下油烧热，下鸡腿炒熟，加入红薯翻炒，放月桂叶、高汤、水、番茄酱，大火煮沸后转中火；煮至材料熟透，加盐、胡椒粉调味即可。

山药香菇鸡丝粥

材料：鸡胸肉120克，鲜香菇50克，山药65克，水发大米170克

调料：盐、鸡粉、料酒、水淀粉各适量

做法

① 将鲜香菇洗净、切条；山药洗净去皮、切条；鸡胸肉洗净、切丝，加调味料腌渍。

② 锅中注水烧开，倒入大米拌匀，烧开后用小火煮约30分钟，放山药、鲜香菇，煮熟，放鸡肉丝，拌匀，加入盐、鸡粉拌匀，续煮片刻即可。

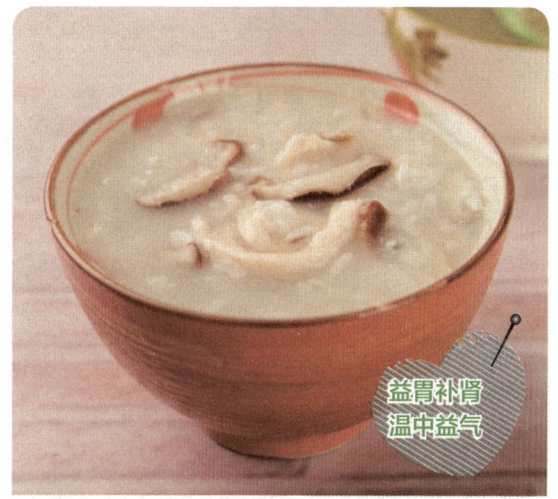

益胃补肾 温中益气

茼蒿拌鸡丝

材料：鸡胸肉160克，茼蒿120克，彩椒50克，蒜末、熟白芝麻各少许

调料：盐3克，鸡粉2克，生抽7毫升，水淀粉、芝麻油各适量

做法

① 将茼蒿洗净、切段，彩椒、鸡胸肉洗净、切丝，鸡肉丝加调味料腌渍；分别汆水。

② 碗中倒入彩椒、茼蒿、鸡肉、蒜末及调味料，搅入味，撒上白芝麻即成。

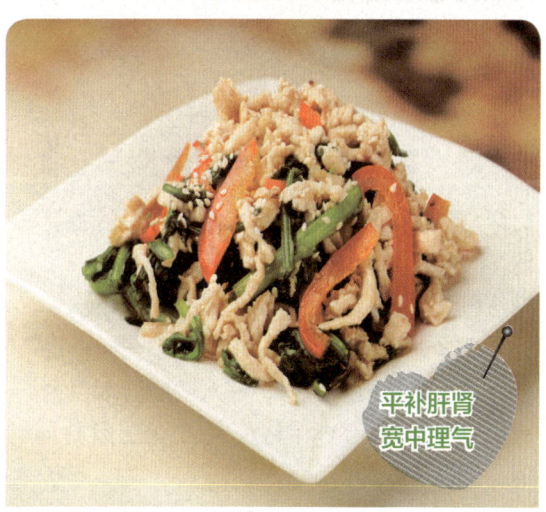

平补肝肾 宽中理气

鸽肉

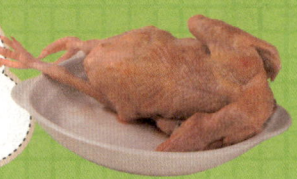

- 别　　名：家鸽肉
- 性　　味：归肝、肾经
- 归　　经：性平，味咸
- 适用量：每日30～150克

助眠功效

鸽肉有补肝壮肾、益气补血、清热解毒、生津止渴等功效。现代医学认为，鸽肉壮体补肾、健脑提神、提高记忆力、降低血压、调整人体血糖、养颜美容，还可延缓细胞衰老，对脱发、早白有一定疗效。对男子性欲减退、阳痿、早泄、腰膝酸软等症有食疗作用。此外，对贫血、体虚、心脑血管疾病等也有一定的辅助疗效。

应用指南

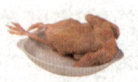 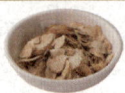 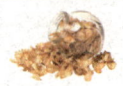 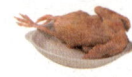 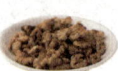 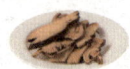

乳鸽　　西洋参　　百合　　　　乳鸽　　核桃仁　　灵芝

益气补血、养阴生津

材料： 乳鸽1只，西洋参、百合、绿豆各适量
调料： 盐3克
做法： 将乳鸽洗净；西洋参、百合洗净泡发；绿豆洗净，浸泡；乳鸽氽水，捞出洗净；将西洋参、乳鸽放入瓦煲，注入适量清水，大火烧开，放入百合、绿豆，以小火煲煮1小时，加盐调味即可。

补气养阴、滋补肝肾

材料： 党参20克，核桃仁80克，灵芝40克，乳鸽1只，蜜枣6枚
调料： 盐适量
做法： 将核桃仁、党参、灵芝、蜜枣分别用水洗净；将乳鸽去内脏，洗净，斩块；锅中加水，大火烧开，放入准备好的材料，改用小火续煲1小时，加盐调味即可。

虫草花鸽子汤

材料：鸽子肉400克，水发虫草花20克，姜片、葱段各少许

调料：盐、鸡粉、胡椒粉各2克，料酒少许

做法

① 砂锅中注入适量清水烧热，倒入备好的鸽子肉、虫草花，放入姜片、葱段，淋入适量料酒，烧开后用小火煮约1小时至食材熟透。② 加盐、鸡粉、胡椒粉，拌匀调味，关火后盛出即可。

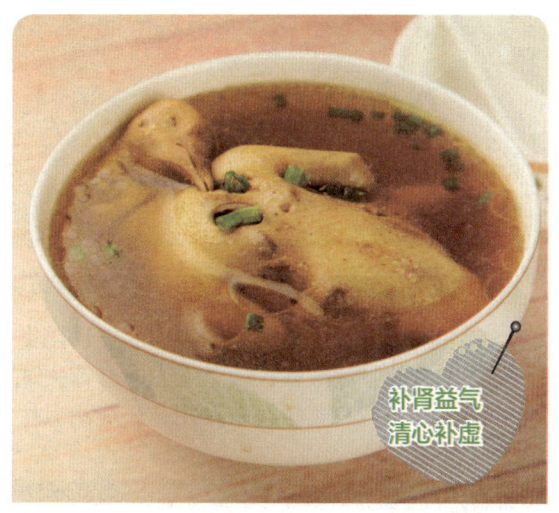

补肾益气 清心补虚

灵芝枸杞乳鸽汤

材料：乳鸽肉200克，红枣20克，灵芝25克，枸杞10克，姜片少许

调料：盐、鸡粉各少许，料酒9毫升

做法

① 将洗净的乳鸽肉汆水。② 锅中注水烧开，倒入乳鸽肉，放入姜片、红枣、灵芝、枸杞、料酒，煮沸后用小火煮约60分钟，至食材熟透，加盐、鸡粉，拌匀，转中火再煮片刻，至汤汁入味即成。

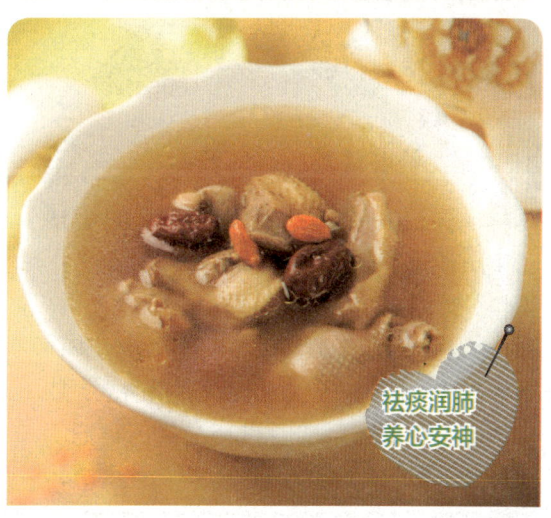

祛痰润肺 养心安神

鸽蛋

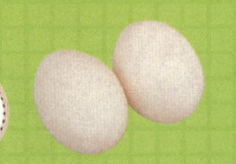

- 别　名：鸽子蛋、鸽卵
- 性　味：性平，味甘、咸
- 归　经：归肾、心经
- 适用量：每日2~5个

助眠功效

鸽蛋可补肝肾、益精气、丰肌肤、助阳提神、解疮毒，治疗阳痿、营养不良；主要用于肾虚所致的腰膝酸软，疲乏无力，心悸失眠等症；有贫血、月经不调、气血不足的女性常吃鸽蛋，不但有美颜滑肤作用，还能治愈疾病，会使人精力旺盛，容光焕发，皮肤细腻滋润。

应用指南

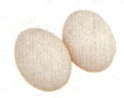 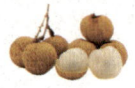 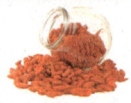 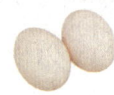 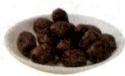

鸽蛋　　龙眼肉　　枸杞　　　　　鸽蛋　　红枣　　黄酒

补肝益肾、益气养血

材料： 枸杞10克，龙眼肉10克，制黄精10克，鸽蛋4个

调料： 冰糖50克

做法： 将枸杞、龙眼肉、黄精洗净，切碎；冰糖砸碎。把锅置火上，注入适量清水，加上以上3味同煮至沸后约15分钟，再把鸽蛋打破下锅内，再放入冰糖煮至溶化即成。

滋补五脏、宁心安神

材料： 红枣、枸杞各12克，鸽蛋200克，黄酒1杯，菟丝子少许

调料： 盐适量

做法： 将红枣及枸杞均洗净；将红枣、枸杞及菟丝子放入锅内，加入适量水，再加入鸽蛋、黄酒煮开，改小火继续煮约30分钟，加入盐调味即可。

鲜菇烩鸽蛋

材料：熟鸽蛋100克，鲜香菇75克，口蘑70克，姜、葱各少许

调料：盐、鸡粉各2克，蚝油、料酒、水淀粉、食用油各适量

做法

① 将口蘑、香菇洗净，切块，焯水。
② 用油起锅，放姜、葱爆香，倒入口蘑、香菇炒匀，放熟鸽蛋、料酒炒香，转小火，放蚝油、盐、鸡粉、水，煮入味，加水淀粉炒熟即成。

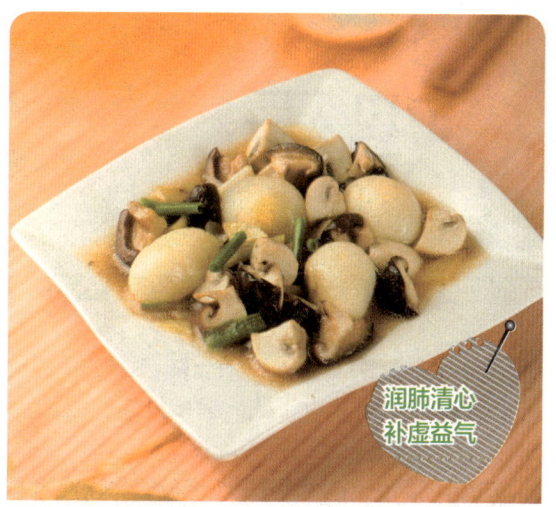

润肺清心
补虚益气

桂圆枸杞黄精炖鸽蛋

材料：熟鸽蛋100克，桂圆肉、枸杞、黄精各10克

调料：冰糖适量

做法

① 将砂锅中注水烧开，倒入洗净的桂圆肉、枸杞、黄精，煮沸后用小火煮约15分钟，倒入备好的熟鸽蛋，搅拌、均匀。② 用小火煲煮约5分钟，撒上冰糖，搅拌匀，转中火续煮一会儿，至糖溶化即可。

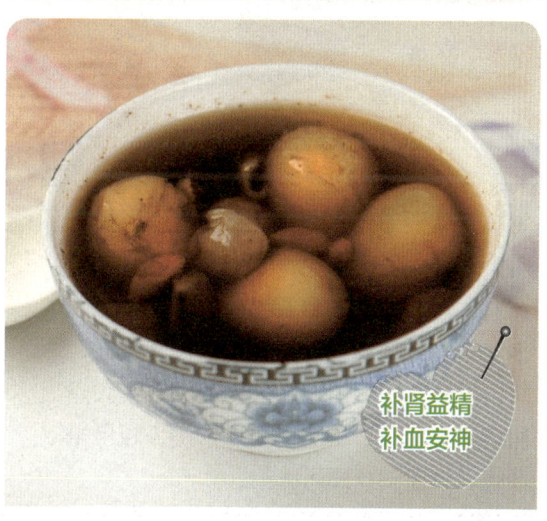

补肾益精
补血安神

鸡蛋

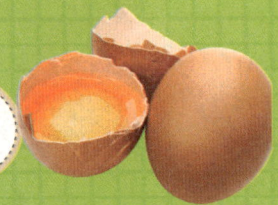

- 别　　名：鸡子、鸡卵
- 性　　味：性平，味甘
- 归　　经：归脾、胃经
- 适用量：每日1~2个

助眠功效

鸡蛋能补阴益血、除烦安神、补脾和胃，常用于血虚所致的乳汁减少、眩晕、夜盲、病后体虚、营养不良、阴血不足、失眠烦躁、心悸、肺胃阴伤、失音咽痛等。

应用指南

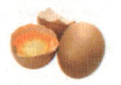 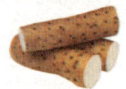 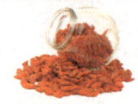 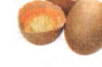 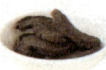 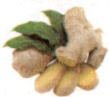

鸡蛋　　　山药　　　枸杞　　　　　　鸡蛋　　　何首乌　　　生姜

补肾益精、益气养血

材料： 紫河车10克，山药50克，枸杞10克，鸡蛋3个，陈皮5克，瘦猪肉150克

调料： 盐适量，米酒10克

做法： 将上述所有药材洗净；瘦肉洗净，切块，氽烫后捞起备用；药材加水以大火煮滚后转中火炖煮2小时，下入米酒，炖至呈浓汤状，加盐调味即可。

补肝益肾、安神抗衰

材料： 何首乌100克，鸡蛋2个，葱、生姜适量

调料： 盐、料酒、鸡粉、猪油各适量

做法： 将何首乌洗净、切块；把鸡蛋、何首乌放入锅内，加水适量，再放入葱、生姜、盐、鸡粉、料酒等调料，将锅置武火上烧沸，转文火熬至蛋熟，取出用清水泡一下，将蛋壳剥去，再放入锅内煮2分钟。

西瓜翠衣炒鸡蛋

材料： 西瓜皮200克，芹菜70克，西红柿120克，鸡蛋2个，蒜末、葱段各少许

调料： 盐3克，鸡粉3克，食用油适量

做法

① 将芹菜洗净，切段；西瓜皮洗净，去硬皮切条；西红柿洗净，切瓣；鸡蛋放盐、鸡粉，打散，炒熟。② 锅中注油烧热，倒入蒜末爆香，放芹菜、西红柿、西瓜皮、鸡蛋，略炒，放盐、鸡粉炒匀盛出，撒上葱段即可。

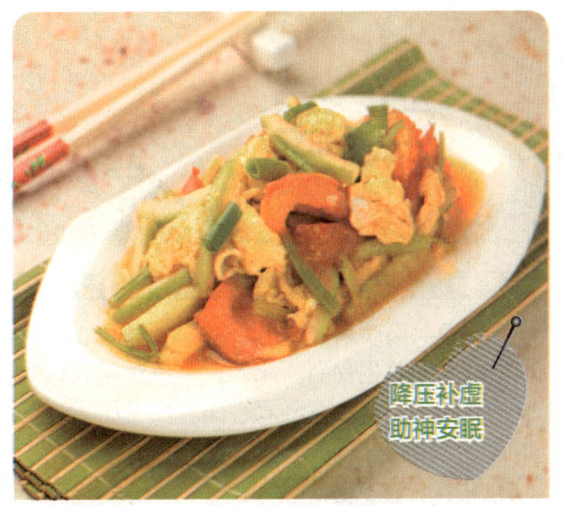

降压补虚 助神安眠

海藻鸡蛋饼

材料： 海藻90克，面粉80克，洋葱70克，鸡蛋1个

调料： 盐2克，鸡粉2克，芝麻油2毫升，食用油适量

做法

① 将洋葱洗净，去皮切粒；海藻洗净，切碎，汆水；放洋葱粒、鸡蛋、鸡粉、盐、芝麻油、面粉、水，搅成面糊。② 煎锅，注油烧热，倒入面糊，煎熟，切块即可。

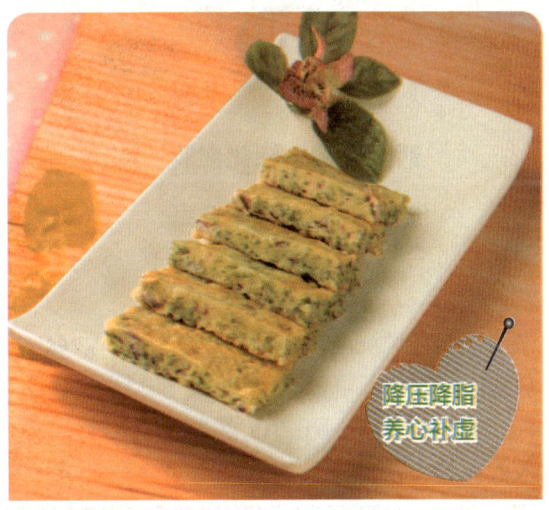

降压降脂 养心补虚

草鱼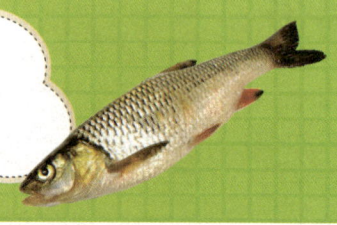

- 别　名：混子、鲩鱼、白鲩
- 性　味：性温，味甘
- 归　经：归肝、胃经
- 适用量：每餐 30~100 克

助眠功效

草鱼具有暖胃、平肝、祛风、通痹、活络、截疟、降压、祛痰及轻度镇咳等功能，是温中补虚的养生食品。此外，草鱼对增强体质、延缓衰老有食疗作用。且多吃草鱼还可以预防乳腺癌。草鱼适合冠心病、高血压、高脂血症患者、心血管疾病、小儿发育不良者，水肿、肺结核、风湿头痛患者及产后乳少、体虚气弱者食用。

应用指南

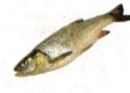 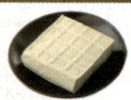 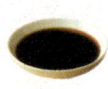

草鱼　　豆腐　　酱油

活血安神、软化血管

材料：草鱼 500 克，豆腐 200 克

调料：酱油、料酒各 15 毫升，白糖 5 克，鸡汤适量

做法：将草鱼洗净，切段；豆腐切块；炒锅放油烧热，放入草鱼段煎炸后，加料酒、酱油、白糖、鸡汤烧煮；小火焖煨；鱼入味后，放入豆腐块，焖烧 5 分钟即成。

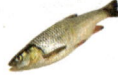 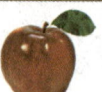 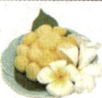

草鱼　　苹果　　马蹄

清热解毒，凉血安神

材料：草鱼 300 克，苹果、马蹄各 100 克

调料：盐少许

做法：将草鱼洗净，斩段，过油煎香；苹果洗净，去核切块；马蹄去皮洗净；汤锅加入适量清水，将上述原材料全部放入锅中，用大火煮沸；撇去浮沫，转用小火慢炖 1 小时，出锅前调入盐即可。

黄花菜蒸草鱼

材料： 草鱼肉400克，水发黄花菜200克，红枣20克，枸杞、姜丝、葱丝各少许

调料： 盐、鸡粉各2克，蚝油6克，生粉15克，料酒、蒸鱼豉油、芝麻油各适量

做法

① 将所有材料洗净切好。② 将鱼块放姜丝、枸杞、红枣、黄花菜、料酒、鸡粉、盐、蚝油、蒸鱼豉油、生粉、芝麻油拌匀，腌渍，摆入蒸盘，蒸熟，放葱丝，浇上热油即成。

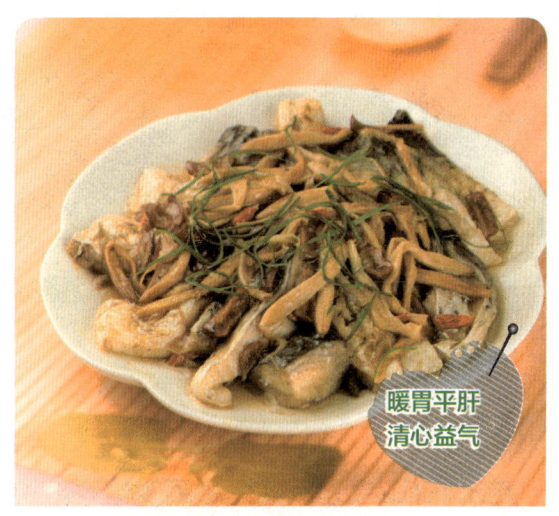

暖胃平肝 清心益气

芦笋鱼片卷蒸滑蛋

材料： 草鱼肉200克，鸡蛋120克，芦笋80克，胡萝卜50克，枸杞、姜丝各少许

调料： 盐、蒸鱼豉油、胡椒粉各适量

做法

① 将鸡蛋加调料制成蛋液。芦笋、胡萝卜洗净切片，焯水；草鱼肉洗净切片，加调料腌渍；鱼片包芦笋制成鱼卷生坯；② 将蛋液蒸至八成熟，放入鱼卷生坯和枸杞、胡萝卜、姜丝，转中火蒸3分钟，浇上蒸鱼豉油即成。

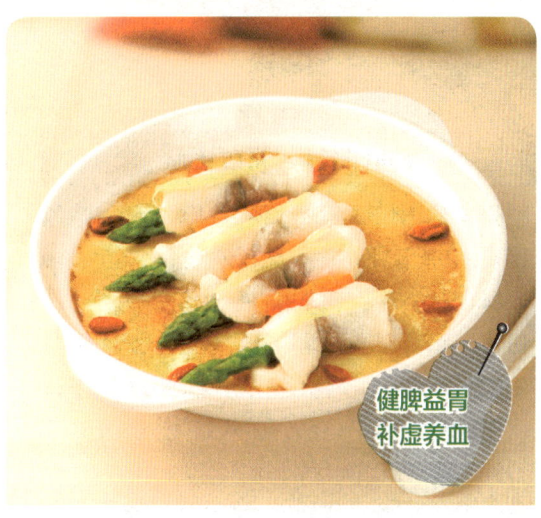

健脾益胃 补虚养血

蛤蜊

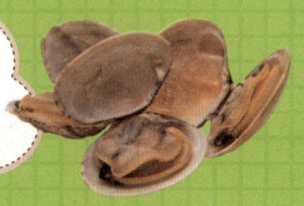

- 别　名：海蛤、文蛤、沙蛤
- 性　味：性寒，味咸
- 归　经：归胃经
- 适用量：每日 50 克

助眠功效

蛤蜊有滋阴、软坚、化痰的作用，可滋阴润燥，用于五脏阴虚消渴、干咳、失眠、目干等病症的调理和治疗，对淋巴结肿大、甲状腺肿大也有较好疗效。蛤蜊含蛋白质多而含脂肪少，适合血脂偏高或高胆固醇血症者食用。

应用指南

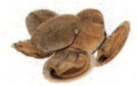 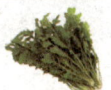 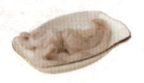
　蛤蜊　　　　荠菜　　　　鱿鱼

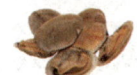 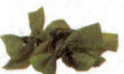 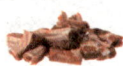
　蛤蜊　　　　海带结　　　排骨

清肝明目、凉血止血

材料：蛤蜊 300 克，荠菜 100 克，鱿鱼 100 克，肥肉 100 克，葱花适量

调料：盐、鸡粉、芝麻油、生粉各适量

做法：将荠菜洗净切成末，鱿鱼、肥肉用刀剁成馅，加盐、鸡粉、生粉揉成丸子备用；锅内放油，葱花炝锅，加入蛤蜊与丸子炖 2 分钟，淋芝麻油出锅即可。

滋阴益气、安神补中

材料：海带结 200 克，蛤蜊 300 克，排骨 250 克，胡萝卜半根，姜片适量

调料：盐适量

做法：将蛤蜊洗净，排骨氽水，海带结洗净，胡萝卜削皮切块；将除蛤蜊外的材料放入锅中，加水煮沸，转小火炖 40 分钟，倒入蛤蜊，待蛤蜊开口，加盐调味即可。

虾米花蛤蒸蛋羹

材料：鸡蛋2个，虾米20克，蛤蜊肉45克，葱花少许

调料：盐1克，鸡粉1克

做法

① 将蛋液、蛤蜊肉、虾米、盐、鸡粉、水搅匀，倒入蒸碗中。② 蒸锅上火烧开，放入蒸碗，用中火蒸约10分钟至蛋液凝固，取出蒸碗，撒上葱花即可。

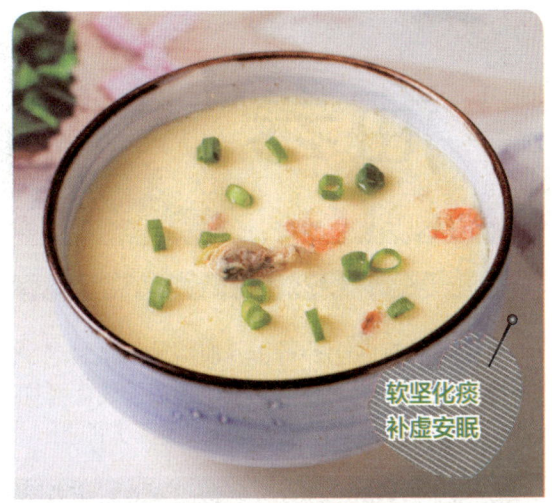

软坚化痰 补虚安眠

黄豆蛤蜊豆腐汤

材料：水发黄豆95克，豆腐200克，蛤蜊200克，姜片、葱花各少许

调料：盐2克，鸡粉、胡椒粉各适量

做法

① 将豆腐洗净、切块，将蛤蜊洗净。② 锅中注水烧开，倒入洗净的黄豆，用小火煮20分钟，倒入豆腐、蛤蜊、姜片、盐、鸡粉，搅匀调味，用小火再煮8分钟，撒入胡椒粉搅拌均匀，撒上葱花即可。

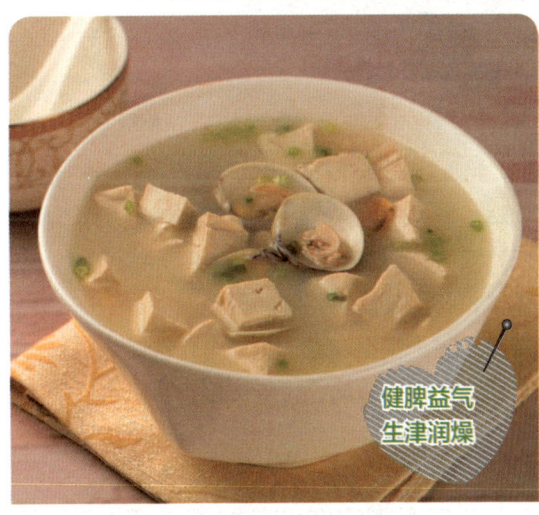

健脾益气 生津润燥

海参

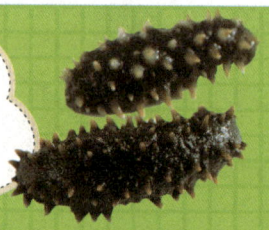

- 别　名：海男子、刺参
- 性　味：性平，味甘、咸
- 归　经：归心、肾经
- 适用量：每日 30～100 克

助眠功效

海参具有滋阴补肾、养血益精、抗衰老、抗癌的功效，对虚劳羸弱、气血不足、营养不良、肾虚阳痿、遗精、小便频数、癌症等均有疗效，且海参是典型的高蛋白、低脂肪、低胆固醇食物，对高血压、冠心病、脂肪肝、糖尿病等均有食疗效果。

应用指南

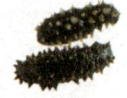 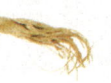 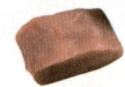 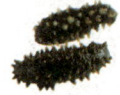 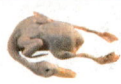 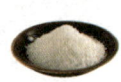

海参　　　人参　　　猪瘦肉　　　　海参　　　鸭肉　　　鸡粉

气血双补、消除疲劳

材料： 鲜人参 15 克，海参 150 克，猪瘦肉 250 克，香菇 30 克，青豌豆 60 克，竹笋 60 克

调料： 鸡粉、盐、芝麻油各适量

做法： 将海参泡发，切块；香菇洗净切丝；猪瘦肉洗净，切块；竹笋切片；将以上 4 味与人参、青豌豆一齐放砂锅内，加清水适量炖至熟烂，加鸡粉、盐、芝麻油调味即可。

滋阴补肝、益气安神

材料： 鸭肉 200 克，海参 50 克

调料： 盐、鸡粉各适量

做法： 将鸭宰杀，清水漂洗 2 次，取鸭肉切片；海参泡发胀透，切片；鸭肉和海参一并放在砂锅内，加适量清水，先用武火煮沸，再用文火炖煮 2 小时，炖至熟，加适量盐、鸡粉调味即可。

桂圆炒海参

材料： 莴笋200克，水发海参200克，桂圆肉50克，枸杞、姜片、葱段各少许
调料： 盐4克，鸡粉4克，料酒10毫升，生抽5毫升，水淀粉5毫升，食用油适量

做法
① 将莴笋洗净去皮切片；海参、莴笋余水。
② 用油起锅，放姜葱爆香，倒入莴笋、海参、枸杞、桂圆肉炒匀，加盐、鸡粉、生抽、料酒、水淀粉炒匀勾芡即可。

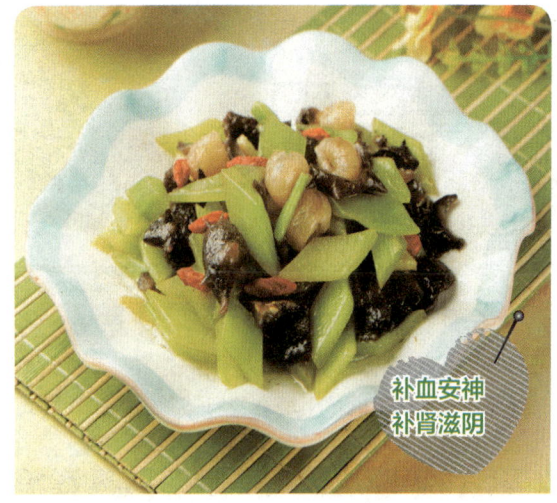

补血安神
补肾滋阴

参杞烧海参

材料： 水发海参130克，上海青45克，竹笋40克，枸杞、党参、姜片、葱段各少许
调料： 盐3克，蚝油、生抽、料酒、食用油各适量

做法
① 将竹笋、海参切片；上海青洗净，对半切开；分别焯水。
② 用油起锅，倒入姜、葱爆香，放上海青、党参、海参、竹笋、料酒炒匀，加水、枸杞、盐等调料。

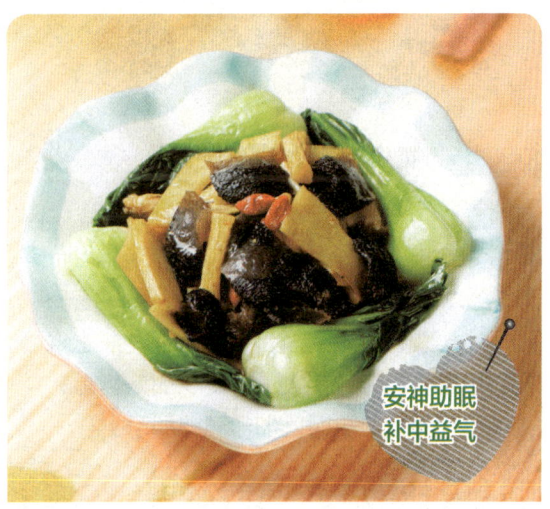

安神助眠
补中益气

苦瓜

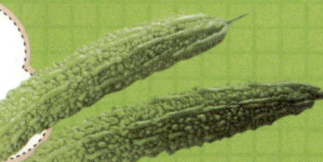

- **别　名**：凉瓜、癞瓜
- **性　味**：性寒，味苦
- **归　经**：归心、肝、脾、胃经
- **适用量**：每日 30～50 克

助眠功效

苦瓜具有清暑除烦、清热消暑、解毒、明目、降低血糖、补肾健脾、益气壮阳、提高机体免疫力的功效。对治疗痢疾、疮肿、热病烦渴、痱子过多、眼结膜炎、小便短赤等症有一定的疗效。此外，还有助于加速伤口愈合，多食有助于皮肤细嫩柔滑。苦瓜适宜糖尿病、癌症患者食用。

应用指南

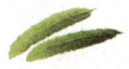 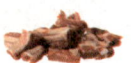 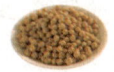　　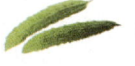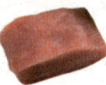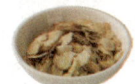

苦瓜　　排骨　　黄豆　　　　苦瓜　　瘦肉　　西洋参

宽中益气、清凉解暑

材料：排骨 150 克，苦瓜、黄豆各适量
调料：盐 3 克
做法：将排骨洗净，剁块，氽水；苦瓜去皮洗净，切块；黄豆洗净，浸泡；瓦煲注水烧开，下排骨、黄豆用大火煲沸，放入苦瓜，改用小火煲煮 2 小时，加盐调味即可。

清热平肝、治疗失眠

材料：苦瓜、瘦肉各 150 克，西洋参 20 克
调料：盐 3 克
做法：将苦瓜洗净、切段；瘦肉洗净、切块；西洋参洗净、切丁，温水浸泡；将瘦肉放入沸水中氽烫去血水，冲净沥干备用；将苦瓜、瘦肉、西洋参放入沸水锅中小火慢炖 2 小时，改为大火，调入盐，拌匀即可。

红枣苦瓜粥

材料：水发大米150克，苦瓜65克，红枣20克

调料：蜂蜜20克

做法

① 将洗净的苦瓜切丁；红枣去核切碎。
② 砂锅中注水烧开，倒入洗净的大米，加入苦瓜、红枣，拌匀，用中火煮约30分钟，加入少许蜂蜜，搅拌均匀，关火后盛出煮好的粥，待稍微放凉后即可食用。

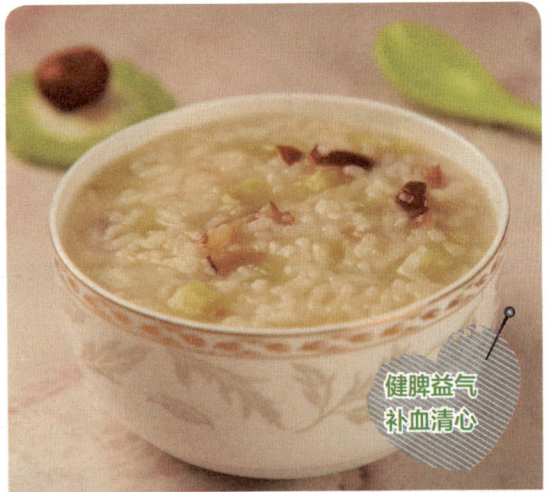

健脾益气
补血清心

金麦酿苦瓜

材料：燕麦35克，南瓜350克，苦瓜120克，枸杞15克，面粉40克

调料：盐2克

做法

① 将燕麦加水，南瓜去皮切片，蒸熟；苦瓜切段，去瓤，余水；南瓜搅成泥，倒入燕麦、盐、面粉，混合均匀，制成馅料。
② 将苦瓜塞入馅料，放上枸杞，蒸至食材熟透取出即可。

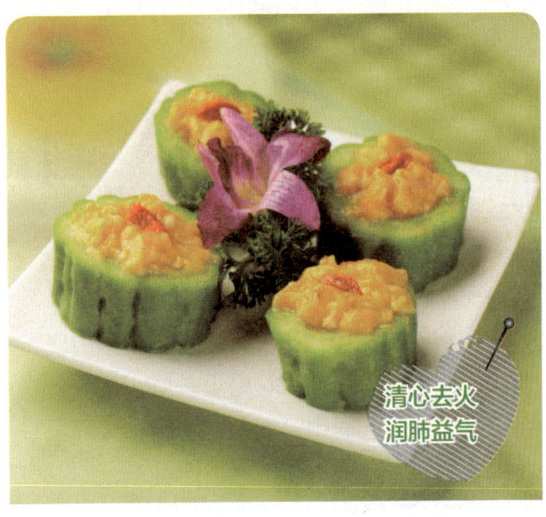

清心去火
润肺益气

玉米

- **别　名**：苞米、包谷、珍珠米
- **性　味**：性平，味甘
- **归　经**：归脾、肺经
- **适用量**：每日50克左右

助眠功效

玉米有开胃益智、宁心活血、调中理气等功效，还能降低血脂，可延缓人体衰老、预防脑功能退化、增强记忆力，适宜睡眠不佳、烦躁、水肿、脚气病、小便不利、腹泻、动脉粥样硬化、冠心病、习惯性流产、不育症等患者食用。

应用指南

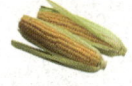 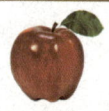 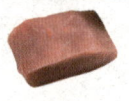 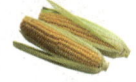 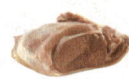 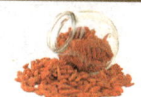

玉米　　　苹果　　　瘦肉　　　　　玉米　　　猪肉　　　枸杞

润肠通便、益气补血

材料：瘦肉400克，苹果100克，玉米、哈密瓜各适量

调料：盐、鸡粉各3克

做法：将瘦肉洗净，切块，氽水；苹果去皮切块；玉米洗净切段；哈密瓜去皮，切块；将以上材料放入锅中，加入清水用小火炖至苹果变色之后，调入盐和鸡粉即可。

养阴生津、调气宁心

材料：玉米50克，猪肉100克，大米80克，枸杞适量

调料：盐3克，鸡粉1克

做法：将玉米浸泡；猪肉洗净、切丝；枸杞洗净；大米淘净泡好；锅中注水，下入大米和玉米煮开，改中火，放入猪肉、枸杞熬至粥熟，加入盐、鸡粉调味即可。

玉米红薯粥

材料：玉米碎120克，红薯80克

做法

① 将红薯洗净去皮切块，再切条，改切成粒，备用。② 砂锅中注入适量清水烧开，倒入玉米碎，加入切好的红薯，搅拌匀，用小火煮20分钟，至食材熟透，搅拌均匀；关火后将煮好的粥盛出，装入碗中即可食用。

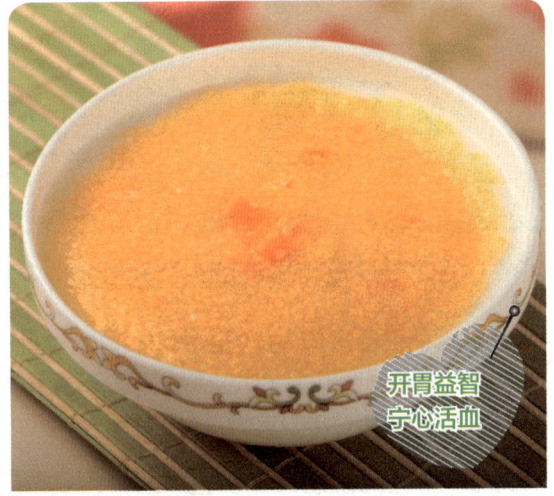

开胃益智
宁心活血

党参玉米猪骨汤

材料：猪骨350克，玉米、胡萝卜各200克，红枣、姜片各30克，枸杞5克，党参10克

调料：盐2克，鸡粉2克，料酒16毫升

做法

① 胡萝卜洗净，去皮切丁；玉米洗净，切段；排骨汆水。② 砂锅注水烧开，放党参、姜片、红枣、枸杞、猪骨、料酒，烧开后小火煮30分钟，放入玉米、胡萝卜，再煮20分钟，加入盐、鸡粉搅匀即可。

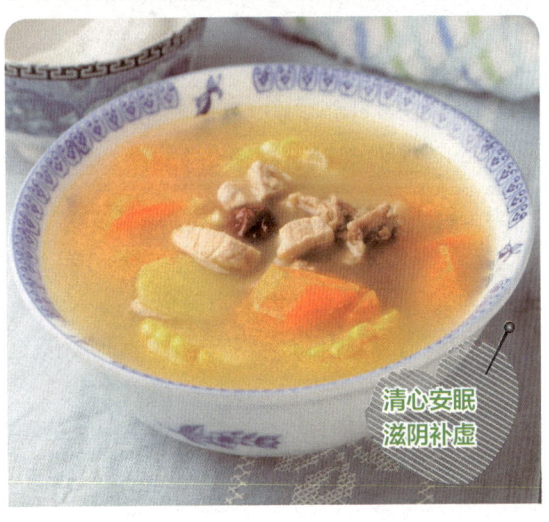

清心安眠
滋阴补虚

红薯

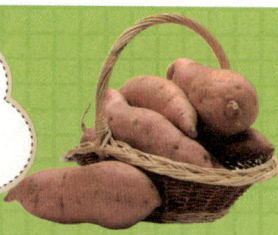

- **别　名**：番薯、甘薯、山芋
- **性　味**：性寒，味甘
- **归　经**：归肺、胃、肾经
- **适用量**：每日 80 克左右

助眠功效

红薯能供给人体大量的黏液蛋白、碳水化合物、维生素 C 和维生素 A，因此具有补虚益气力、健脾强肾以及和胃、暖胃、益肺等功效，对失眠患者有益。红薯中含有膳食纤维，有助于胃肠蠕动，预防便秘，有助于缓解失眠患者的精神压力。

应用指南

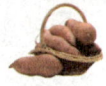 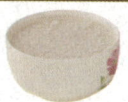 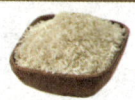

红薯　　　　大米　　　　糯米

活血美肤、抗衰安神

材料：红薯 200 克，大米 100 克，糯米 20 克

做法：将大米和糯米混合洗净后倒入砂锅，加入约 10 倍的清水，大火煮开后转最小火煮约半小时，其间不时用勺子搅拌一下以防粘底；红薯洗净去皮后切成块，待大米煮到微熟时放入红薯搅拌均匀后盖上盖子，一起用小火煮约 20 分钟即可。

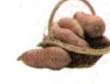 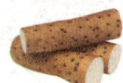 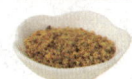

红薯　　　　山药　　　　桂花

降糖润肠、养肾利尿

材料：山药 150 克，红薯 100 克，熟红豆 200 克，桂花少许

调料：冰糖 10 克

做法：将山药和红薯洗净去皮，切小块；将熟红豆、山药、红薯一同放入小砂锅，加入大半锅清水，大火煮滚后转小火；加入桂花炖 30 分钟，撒入冰糖煮化即可。

无花果红薯黑米粥

材料： 红薯300克，水发大米100克，水发黑米70克，无花果35克

做法
① 将红薯洗净、去皮切丁。② 砂锅注水烧热，放入洗净的无花果、大米和黑米，搅匀煮沸后用小火炖煮约30分钟，倒入红薯丁拌匀，用小火续煮约10分钟，至食材熟透，搅拌片刻，再煮片刻，关火后盛出煮好的黑米粥，装在汤碗中即成。

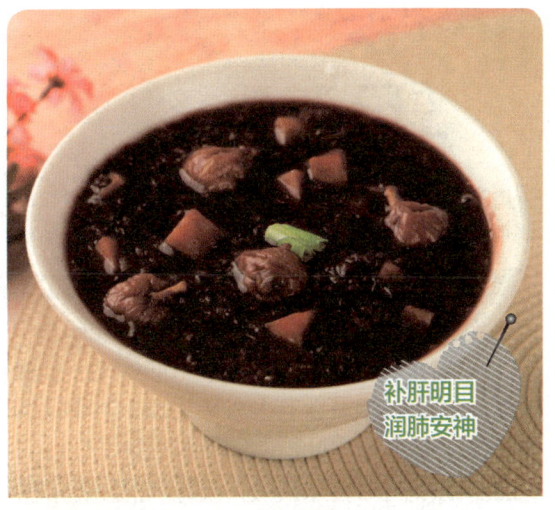

补肝明目
润肺安神

红薯芝麻豆浆

材料： 黄豆60克，红薯丁40克，黑芝麻30克
调料： 白糖少许

做法
① 将泡好的黄豆洗净。② 取豆浆机，倒入洗净的黄豆、黑芝麻、红薯丁，注水，选择"五谷"程序，打成豆浆，滤取入碗中，搅拌片刻，加入白糖，拌匀至其溶化即可饮用。

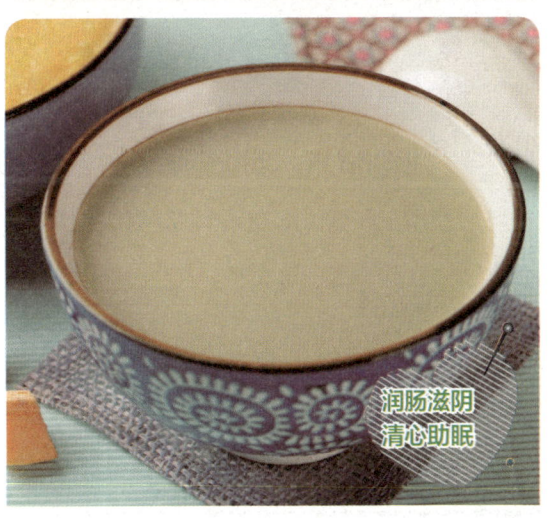

润肠滋阴
清心助眠

银耳

- **别　名**：白木耳、雪耳
- **性　味**：性平，味甘
- **归　经**：归肺、胃、肾经
- **适用量**：每日30克

助眠功效

银耳具有强精补肾、补气和血、润肠益胃、提神补脑、美容嫩肤、延年益寿的功效。银耳中富含膳食纤维，可帮助胃肠蠕动，加速代谢废物的排出，防治便秘，缓解失眠患者的精神压力。银耳含有多种矿物质，其中铁和钙的含量最高，常食能防止缺铁性贫血和骨质疏松，改善由于肝郁血虚导致的失眠。

应用指南

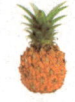 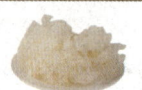 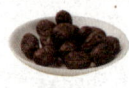
菠萝　　银耳　　红枣

滋阴清热、补血安神

材料：菠萝150克，水发银耳50克，红枣10~15枚

调料：冰糖适量

做法：将菠萝去皮、洗净、切块，银耳洗净撕碎，红枣洗净、去核。汤锅加适量清水、银耳、红枣，煮至银耳黏软，倒入菠萝块煮至熟，加冰糖溶化搅匀即可。

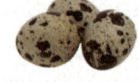 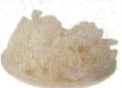 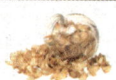
鹌鹑蛋　　银耳　　百合

补虚润燥、降低血压

材料：鹌鹑蛋10个，水发银耳、鲜百合各50克，白果5克，红枣适量

调料：冰糖适量

做法：将鹌鹑蛋煮熟去壳，银耳去蒂撕成小朵，百合掰瓣，红枣去核，白果去皮。将银耳、白果、红枣同煮至熟软，放入鹌鹑蛋、百合煮20分钟，加冰糖搅拌溶化即可。

凉薯银耳糖水

材料：凉薯 230 克，水发银耳 100 克，红枣 25 克，枸杞 10 克

调料：冰糖 30 克

做法

① 将凉薯洗净、去皮、切成丁。② 砂锅中注水烧开，倒入洗净的红枣、枸杞、凉薯丁、银耳，用小火炖 20 分钟，至食材熟透，放入适量冰糖，用小火续炖 4 分钟，使冰糖溶化，用勺搅拌匀即可。

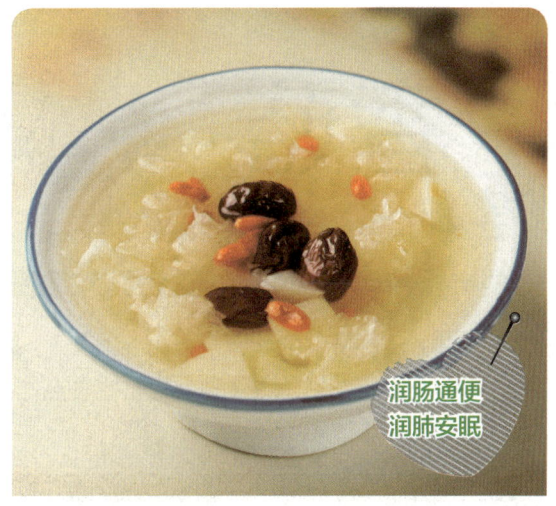

润肠通便
润肺安眠

猕猴桃银耳羹

材料：猕猴桃 70 克，水发银耳 100 克，枸杞适量

调料：冰糖 20 克

做法

① 将泡发好的银耳切去黄色根部，再切小块，焯水；猕猴桃洗净、去皮、切片，备用。
② 砂锅中注水烧开，放入银耳，用小火煮 10 分钟，放入猕猴桃拌匀，加入冰糖煮至溶化，搅拌均匀，撒上枸杞盛出即可。

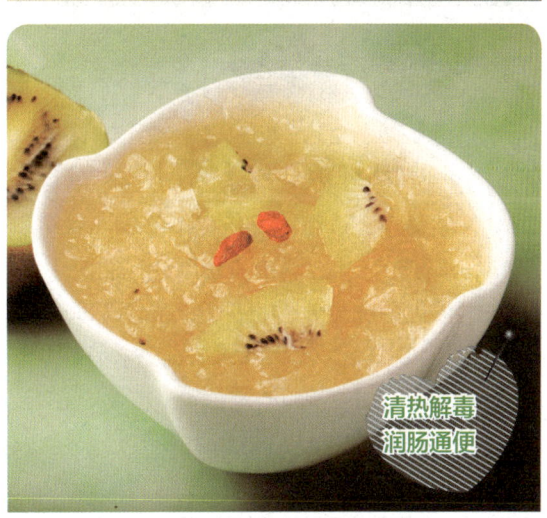

清热解毒
润肠通便

香菇

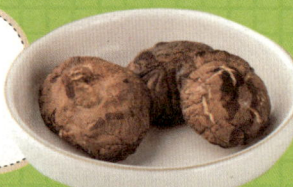

- 别　　名：冬菇、香菌、香蕈
- 性　　味：性平，味甘
- 归　　经：归脾、胃经
- 适用量：每日15克

助眠功效

香菇有补肝肾、健脾胃、理气养血、益智安神、美容、抗肿瘤的功效。香菇多糖有明确的保健及治疗作用，更年期女性常吃香菇能提高机体细胞免疫功能，缓解更年期烦躁、失眠、抑郁等症状。

应用指南

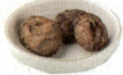 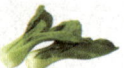 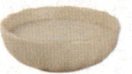 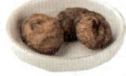 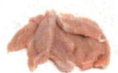 

香菇　　　　油菜　　　水淀粉　　　　　香菇　　　　鸡肉　　　　大米

降压降脂、安神益气

材料： 油菜心200克，香菇150克

调料： 水淀粉、盐、鸡粉、食用油各适量

做法： 将香菇洗净焯烫，沥干；菜心洗净，对半切开。用油起锅，放入菜心煸炒2分钟，倒出多余的油，锅内加适量清汤、香菇、盐，大火烧开，加鸡粉、水淀粉勾芡即可。

补气养身、益胃助眠

材料： 鸡肉100克，鲜香菇3个，大米100克，葱末、姜末各适量

调料： 橄榄油10毫升，盐适量，胡椒粉3克

做法： 将鸡肉切丝，用调味料拌匀；鲜香菇洗净，切丝；锅中放水烧开，放入泡好的大米，大火煮开转小火煮20分钟；加香菇丝、鸡肉丝煮滚；加盐、胡椒粉调味即可。

香菇扒生菜

材料：生菜 400 克，香菇 70 克，彩椒 50 克，姜片、蒜末各少许

调料：盐、蚝油、生抽、食用油各适量

做法

① 将生菜洗净，香菇洗净，焯水；彩椒洗净切丝。② 用油起锅，加水、香菇、生菜、盐、鸡粉、蚝油、生抽，炒匀煮沸，加老抽，炒至汤汁收浓；盛出食材，撒上彩椒丝即成。

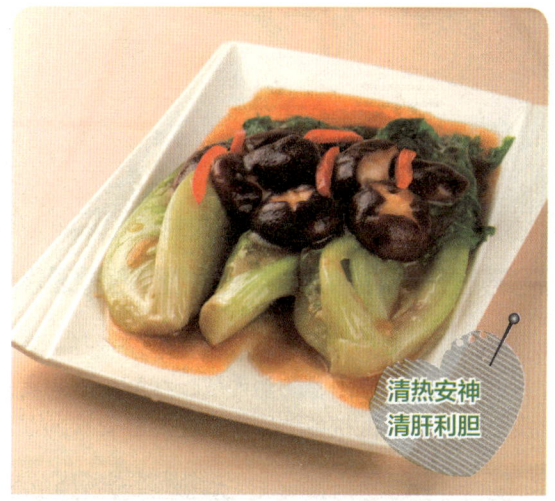

清热安神
清肝利胆

香菇肉末蒸鸭蛋

材料：香菇 45 克，鸭蛋 2 个，肉末 200 克，葱花少许

调料：盐、鸡粉、食用油、生抽各适量

做法

① 将香菇洗净、切粒；鸭蛋加调味料拌匀。② 用油起锅，放肉末炒变色，加香菇粒、生抽、盐、鸡粉，炒匀；把蛋液用小火蒸约 10 分钟至蛋液凝固，把香菇肉末、葱花放在蛋羹上，用小火再蒸 2 分钟至熟即成。

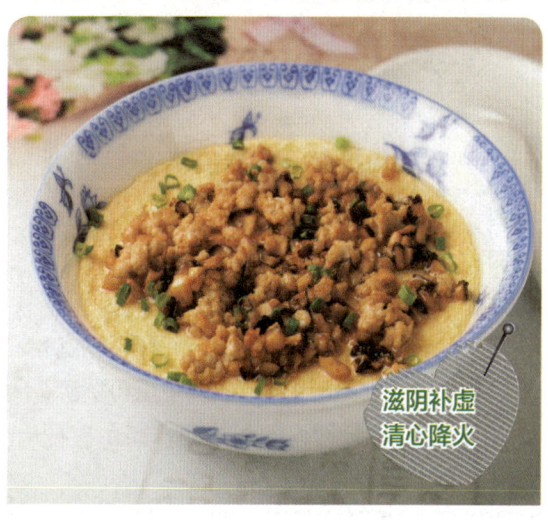

滋阴补虚
清心降火

香蕉

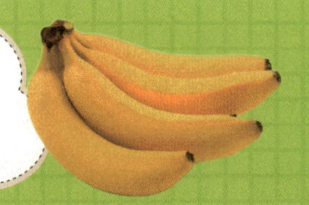

- 别　　名：蕉果
- 性　　味：性寒，味甘
- 归　　经：归脾、胃经
- 适用量：每天1～2根

助眠功效

　　香蕉具有清热、通便、解酒、降血压、抗癌之功效。香蕉中的纤维素可润肠通便，加速代谢废物的排出，防治便秘，缓解失眠患者的精神压力。香蕉中的维生素C是天然的免疫强化剂，可抵抗各类感染，还能够安神助眠。

应用指南

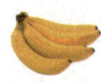 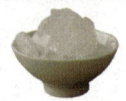 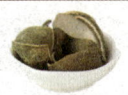　　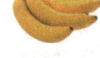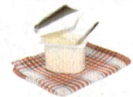

香蕉　　冰糖　　陈皮　　　　　香蕉　　菠萝　　酸奶

通便排毒、安神镇咳

材料： 香蕉8根，陈皮5克
调料： 冰糖80克
做法： 将陈皮用温水浸泡后切丝备用；香蕉去皮后切成三段；将陈皮放入砂煲内，加清水适量，用旺火煲至水开，放入香蕉再煲沸，改用文火煲15分钟，加入冰糖，煲至冰糖溶化即成。

养血安神、润肠通便

材料： 香蕉1根，菠萝100克，酸奶250毫升
调料： 蜂蜜适量
做法： 将备好的菠萝去皮、洗净、切块，用淡盐水泡10分钟，捞出；备好的香蕉去皮，掰成小块；把菠萝块、香蕉块、酸奶放入搅拌机中搅拌成汁，加入适量蜂蜜搅拌均匀，倒入杯中即可。

香蕉牛奶

材料: 香蕉60克,牛奶少许
调料: 白糖适量

做法

① 将香蕉去皮,切成小块,备用。② 锅中注入适量清水烧开,将香蕉倒入锅中,搅拌片刻,盖上锅盖,用小火煮7分钟,倒入备好的牛奶,加入适量白糖,搅拌片刻至其溶化;将煮好的香蕉牛奶盛出,装入碗中即可。

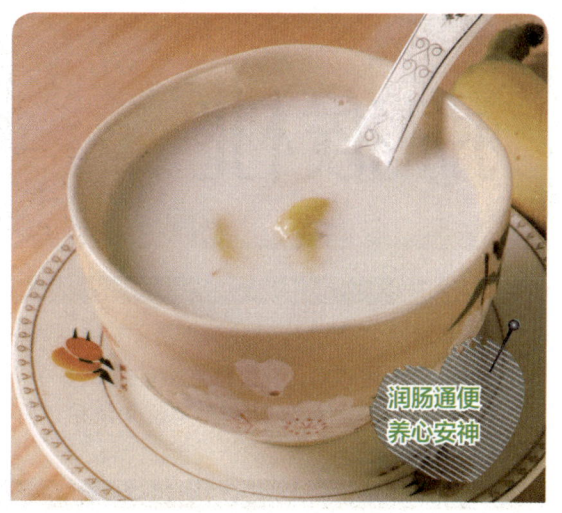

润肠通便
养心安神

美味香蕉密瓜汁

材料: 香蕉1根,雪梨120克,哈密瓜100克
调料: 蜂蜜15克

做法

① 将哈密瓜洗净、去皮、切块;雪梨洗净、去皮、去核,切块;香蕉去皮、切块。② 取榨汁机,选择搅拌刀座组合,将切好的水果放入榨汁机搅拌杯中,加矿泉水,榨出果汁,加入蜂蜜,通电后再搅拌一会儿,断电后将果汁倒入杯中即可。

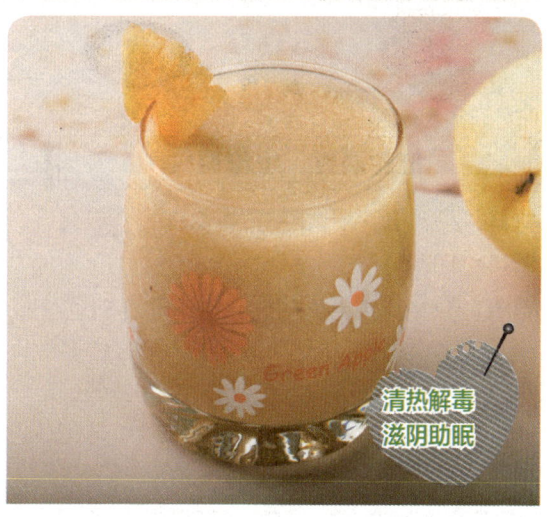

清热解毒
滋阴助眠

猕猴桃

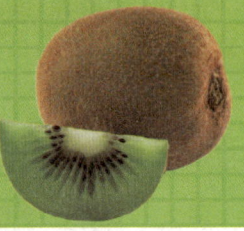

- **别　名**：藤梨、毛梨、奇异果
- **性　味**：性寒，味甘、酸
- **归　经**：归胃、膀胱经
- **适用量**：每天1~2个

助眠功效

猕猴桃含有多种营养成分，具有养颜、提高免疫力、抗癌、抗衰老、抗肿消炎的功能。猕猴桃富含维生素C，一枚猕猴桃能提供一个人一日维生素C需求量的两倍多，被誉为"水果之王"。而维生素C具有稳定紧张情绪、舒缓压力的作用，因此，适量进食猕猴桃可改善失眠状况。

应用指南

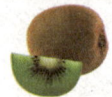 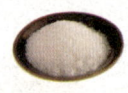 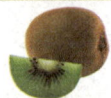 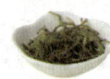 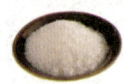

猕猴桃　　橙汁　　白糖　　　　猕猴桃　　金银花　　白糖

健脾温胃、生津调气

材料：橙汁25毫升，猕猴桃1枚
调料：白糖适量
做法：将猕猴桃去皮切片；锅中加入约800毫升清水烧热；将白糖加入锅中，煮至完全溶入水中；在锅中倒入橙汁，用汤勺轻轻搅拌均匀；把处理好的猕猴桃倒入锅中，拌匀，将材料煮至沸腾即可。

生津解热、止渴利尿

材料：金银花露100毫升，猕猴桃50克
调料：白糖适量
做法：将猕猴桃去皮切块；锅中加水，将白糖加入锅中，煮至白糖完全溶于水中；把猕猴桃倒入锅中，煮至沸腾；在锅中倒入准备好的金银花露，将锅中材料轻轻拌匀，煮至沸腾，盛出即可。

猕猴桃炒虾仁

材料：猕猴桃60克，鸡蛋1个，胡萝卜70克，虾仁75克

调料：盐4克，水淀粉、食用油各适量

做法

① 将猕猴桃洗净去皮、切块；胡萝卜洗净、切丁、余水；虾仁去虾线，加调料腌渍，滑油；鸡蛋打散，放盐、水淀粉、炒熟。② 用油起锅，倒入胡萝卜、虾仁，炒匀，倒入鸡蛋、盐、猕猴桃、水淀粉，炒至入味即可。

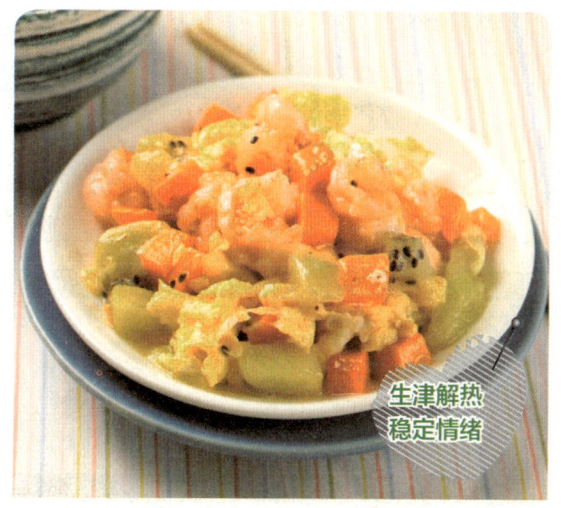

生津解热 稳定情绪

蜜柚苹果猕猴桃沙拉

材料：柚子肉120克，猕猴桃100克，苹果100克，巴旦木仁35克，枸杞15克

调料：沙拉酱10克

做法

① 将猕猴桃洗净、去皮，切成瓣，再切成小块；苹果洗净、去核，切成瓣，再切成小块；将柚子肉分成小块。② 将处理好的果肉装入碗中，放入沙拉酱拌匀，加巴旦木仁、枸杞，搅拌片刻，盛入盘中即可。

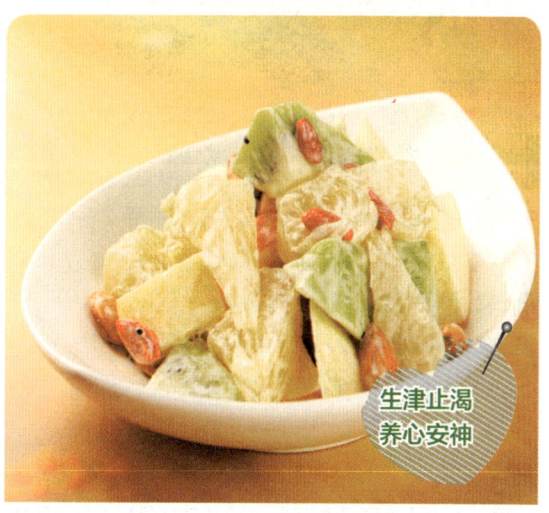

生津止渴 养心安神

梨

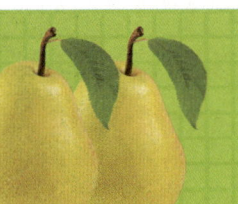

- **别　名**：雪花梨、鸭梨
- **性　味**：味甘、微酸，性凉
- **归　经**：归肺、胃经
- **适用量**：每日1～3个

助眠功效

梨具有止咳化痰、清热降火、养阴生津、润肺去燥、润五脏、镇静安神等功效。对高血压、心脏病、口渴便秘、头昏目眩、失眠多梦患者，有良好的食疗作用。

应用指南

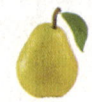 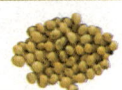 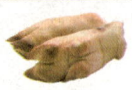  

雪梨　　大豆　　猪蹄　　　　　雪梨　　大米　　蜂蜜

滋养清热、降压安神

材料：雪梨1个，大豆50克，猪蹄2只，姜片3片

调料：料酒10毫升，盐3克

做法：将猪蹄加入姜片氽水，去异味，切块；加入去核切块的雪梨、大豆和姜片，加清水煮沸，加入料酒，用旺火继续煮15分钟，转文火再煲1小时，加盐调味即可。

清热润燥、安神润肠

材料：大米50克，雪梨1个

调料：蜂蜜适量

做法：将备好的雪梨洗净，去皮，切成细丝；将备好的大米淘洗干净；将切好的雪梨丝放入汤锅，加入适量清水，放入大米，大火煮开后小火慢煮，煮至米烂，关火后放入适量蜂蜜，搅匀即可。

山楂糕拌梨丝

材料：雪梨 120 克，山楂糕 100 克
调料：蜂蜜 15 毫升

做法

① 将洗净的雪梨对半切开，再去除果皮，切小瓣，去除果核，把果肉切成片，改切成细丝；山楂糕切细丝。② 将切好的雪梨装入碗中，倒入切好的山楂糕，淋入适量蜂蜜，搅拌片刻，使蜂蜜溶于食材中，盛入盘中即成。

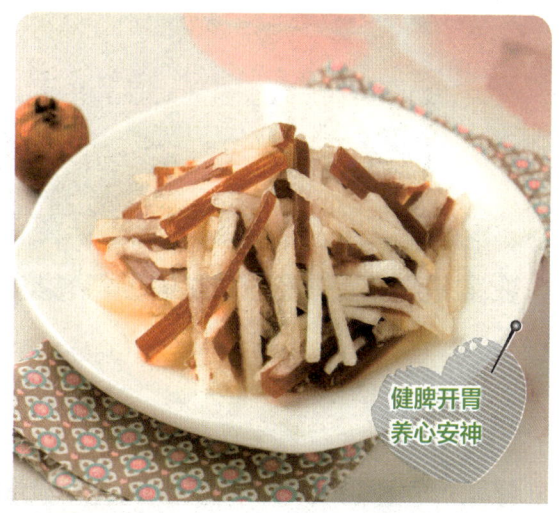

健脾开胃
养心安神

番石榴雪梨菠萝沙拉

材料：番石榴 90 克，雪梨 100 克，菠萝 180 克
调料：沙拉酱 25 克

做法

① 将洗净的雪梨对半切开，改切成小块；洗净的番石榴对半切开，切瓣，再切成小块；去皮洗净的菠萝肉切成小块。② 将切好的水果装入碗中，放入沙拉酱，用筷子搅拌匀，将拌好的沙拉盛入盘中即可。

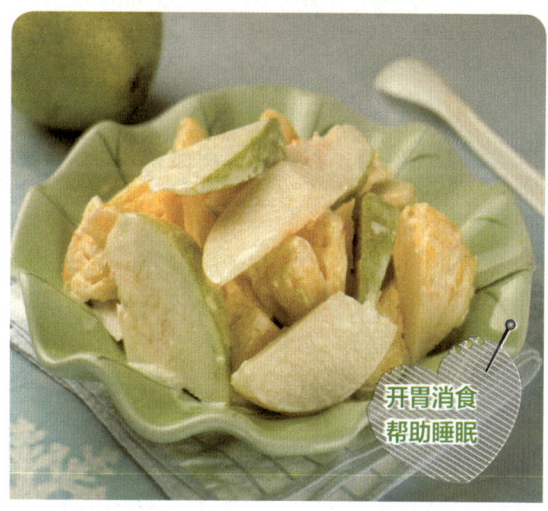

开胃消食
帮助睡眠

核桃

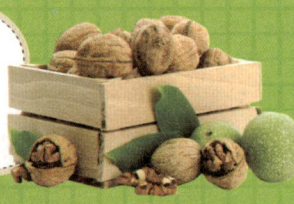

- 别　　名：山核桃、胡桃仁
- 性　　味：性温，味甘
- 归　　经：归肺、肾经
- 适用量：每日5～10个

助眠功效

核桃具有滋补肝肾、强健筋骨之功效。核桃油中油酸、亚油酸等不饱和脂肪酸含量高于橄榄油，饱和脂肪酸含量极微，是预防动脉硬化、冠心病的优质食用油。长期适量食用核桃，对高血压、心脏病等心脑血管疾病引起的失眠、烦躁有缓解作用。

应用指南

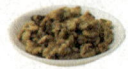 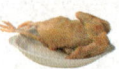 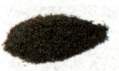 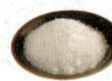

核桃仁　　乳鸽　　黑芝麻　　　　核桃仁　　白糖　　黄酒

滋阴补肾、益气养血

材料： 乳鸽1只，核桃仁70克，黑芝麻适量

调料： 盐3克

做法： 将乳鸽洗净，沸水余烫、冲净沥干；黑芝麻洗净，沥干碾碎；将乳鸽放进瓦煲，注入适量清水，大火烧沸，放入核桃仁，小火煲1.5小时；加盐调味，撒上黑芝麻即可。

养肾补脑、安神助眠

材料： 核桃仁6个

调料： 白糖30克，黄酒50毫升

做法： 将备好的核桃仁放入碗中，加入适量白糖，将核桃仁捣碎如泥。将捣烂的核桃仁泥放入锅中，再将黄酒倒入锅中，用小火煎30分钟，搅拌均匀后每日1剂，分2次服。

核桃桂圆炒鸡丁

材料： 乌鸡400克，桂圆肉50克，核桃仁45克，胡萝卜片、姜片、葱段各少许

调料： 盐2克，鸡粉2克，料酒10毫升，生抽8毫升，水淀粉8毫升，食用油适量

做法

① 将乌鸡洗净切丁，汆水；核桃仁炸香。② 锅底留油，放胡萝卜片、姜葱爆香，倒入鸡肉丁、料酒、生抽、水、桂圆肉、鸡粉、盐、水淀粉炒匀，加核桃仁，炒匀即可。

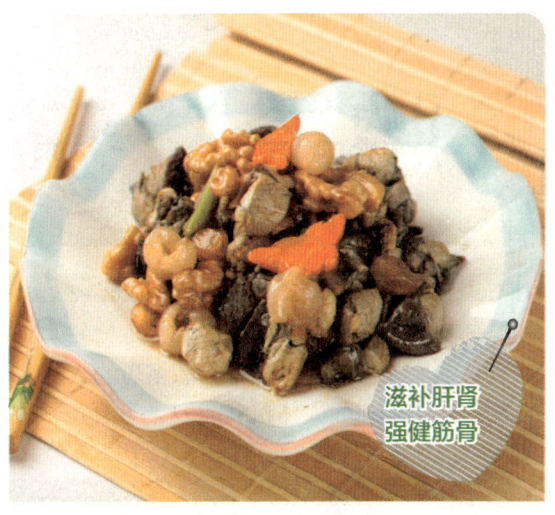

滋补肝肾
强健筋骨

核桃黑芝麻酸奶

材料： 酸奶200克，核桃仁30克，草莓20克，黑芝麻10克

做法

① 将草莓洗净，切块；锅置火上烧热，放入洗净的黑芝麻，翻炒匀至其散出香味，盛出待用。② 将核桃仁、黑芝麻碾压片刻，至材料呈粉末状倒出，另取一玻璃杯，放入切好的草莓，倒入酸奶，再撒上芝麻、核桃粉即可。

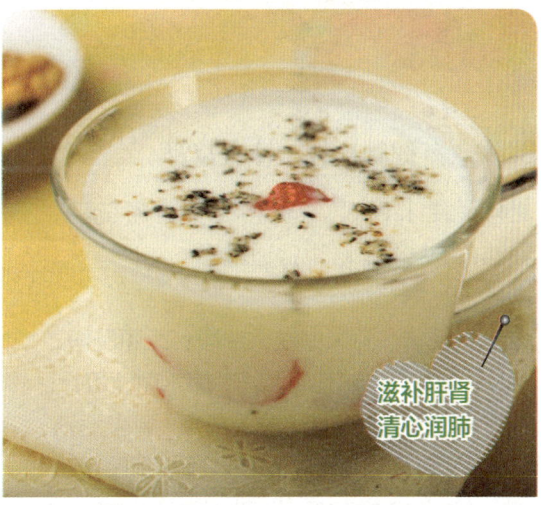

滋补肝肾
清心润肺

腰果

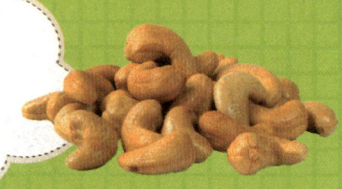

- 别　名：肾果、树花生
- 性　味：性平，味甘
- 归　经：归脾、胃、肾经
- 适用量：每日 10～15 个

助眠功效

腰果补脑养血、补肾、健脾、下逆气、止久渴，对食欲不振、心力衰竭、下肢水肿及多种炎症有显著功效，尤其有酒糟鼻的人更应多食。腰果对夜盲症、干眼病及皮肤角化有防治作用，能增强人体抗病能力、防治癌肿。腰果还含有丰富的油脂，可以润肠通便、润肤美容、延缓衰老，适宜便秘、风湿性关节炎、高血压、尿结石患者食用。

应用指南

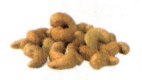 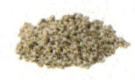 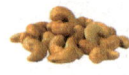 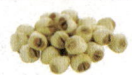 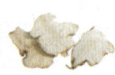

腰果　　粳米　　薏米　　　　　腰果　　莲子　　茯苓

健脑补脾、补血益肾

材料： 粳米 60 克，薏米 30 克，何首乌、熟地黄、腰果、红枣各适量

调料： 冰糖适量

做法： 粳米、薏米泡发，洗净；红枣洗净，切片；何首乌、熟地黄洗净，加水煎煮取汁；锅置火上，倒入药汁，放入粳米、薏米煮开，加入红枣、腰果、冰糖煮至浓稠即可。

生津安神、治疗失眠

材料： 腰果、莲子、茯苓、薏米、芡实、藕粉各 50 克，糯米 100 克

调料： 白糖适量

做法： 将腰果、莲子煮熟捞起；茯苓、薏米、芡实、糯米加水煮软，放入果汁机中打成糊；将腰果、莲子加入米羹中，加白糖拌匀；藕粉加温水调匀，加入米羹拌匀即可。

果仁凉拌西葫芦

材料： 花生米100克，腰果80克，西葫芦400克，蒜末、葱花各少许

调料： 盐4克，鸡粉3克，生抽4毫升，芝麻油2毫升，食用油适量

做法

① 将西葫芦洗净切片，焯水；花生米、腰果炸香。② 把西葫芦倒入碗中，加盐、鸡粉、生抽、蒜末、葱花、芝麻油、花生米、腰果，搅拌匀，盛出即可。

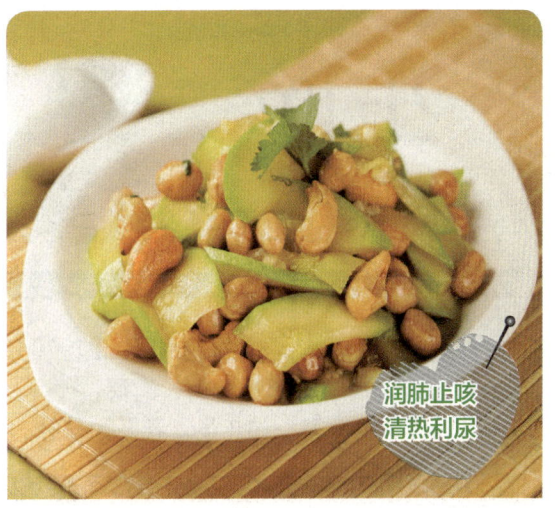

润肺止咳 清热利尿

玉米腰果火腿丁

材料： 鲜玉米粒120克，火腿80克，红椒20克，腰果15克，姜片、蒜末、葱段各少许

调料： 盐、鸡粉各2克，料酒3毫升，水淀粉、食用油各适量

做法

① 将火腿、红椒洗净，切丁；玉米粒焯水；腰果、火腿丁炸香。② 用油起锅，放姜蒜葱、红椒爆香，放玉米粒、火腿丁、调料、炒熟，撒上腰果即成。

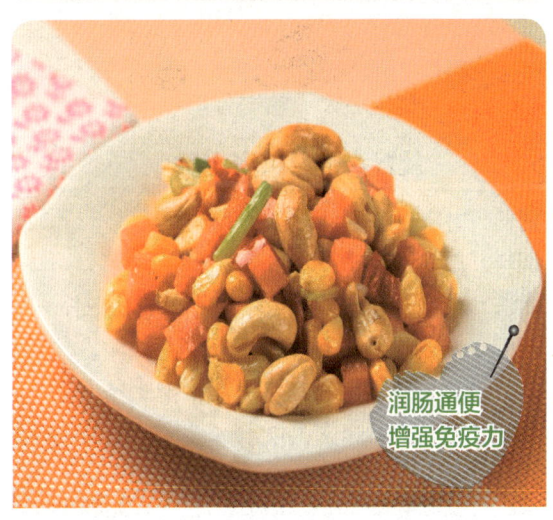

润肠通便 增强免疫力

牛奶

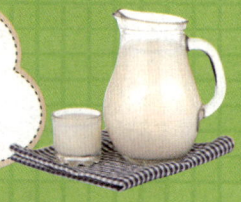

- 别　　名：牛乳
- 性　　味：性平、微寒，味甘
- 归　　经：归脾、胃、心经
- 适用量：每日 250 ～ 500 克

助眠功效

牛奶具有补虚损、益肺胃、生津润肠之功效。用于久病体虚、气血不足、营养不良、噎膈反胃、胃及十二指肠溃疡、消渴、便秘。脱脂奶适合老人、血压偏高者；高钙奶适合中等及严重缺钙者，如儿童，老人，易怒、失眠者以及工作压力大的女性食用。

应用指南

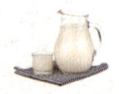 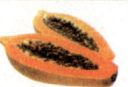

牛奶　　　木瓜　　　蜂蜜

益智安神、美容丰胸

材料： 木瓜 1 个，牛奶 200 毫升

调料： 蜂蜜适量

做法： 将备好的木瓜洗净，去除果皮，去子；用勺子在木瓜心处开始一层一层刮成泥，使木瓜成为一个容器；在木瓜泥中淋上备好的牛奶，放入适量蜂蜜，搅拌均匀，即可食用。

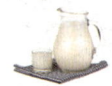 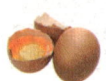 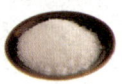

牛奶　　　鸡蛋　　　白糖

益智安神、降低血脂

材料： 鸡蛋 1 个，牛奶 200 毫升

调料： 白糖适量

做法： 将鸡蛋打入碗中，加入适量白糖，打散调匀；加入备好的牛奶，打匀，用漏网过一下筛；撇去泡沫，盖上保鲜膜，放入蒸笼；小火炖 10 ～ 15 分钟，待炖蛋的中心凝结即可。

牛奶鲫鱼汤

材料：净鲫鱼400克，豆腐200克，牛奶90毫升，姜丝、葱花各少许

调料：盐2克，鸡粉少许

做法

①将豆腐洗净、切块，鲫鱼煎香。②锅中注水烧开，放姜丝、鲫鱼、鸡粉、盐搅匀，撇去浮沫，用中火煮约3分钟，放豆腐块拌匀，倒入牛奶，搅拌匀，用小火煮至豆腐入味盛出，撒上葱花即成。

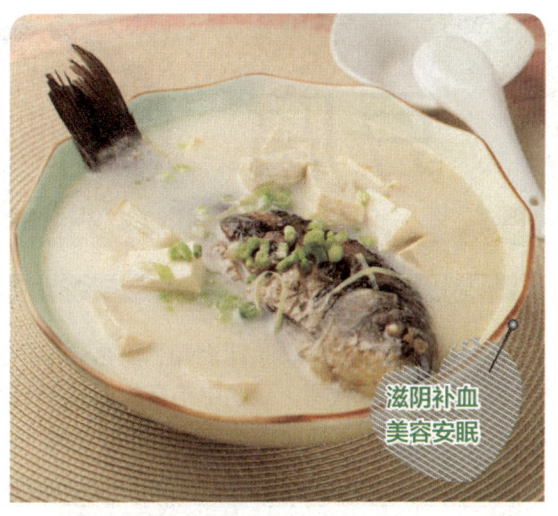

滋阴补血 美容安眠

牛奶西米露

材料：西米80克，牛奶30毫升，香蕉70克

调料：白糖10克

做法

①将洗净的香蕉去皮、切块。②砂锅中注水烧开，倒入备好的西米，拌匀，煮沸后转小火煮20分钟，加入适量牛奶，拌匀，倒入切好的香蕉，拌匀，加入少许白糖，搅拌均匀，煮至溶化，关火后盛出煮好的甜汤即可。

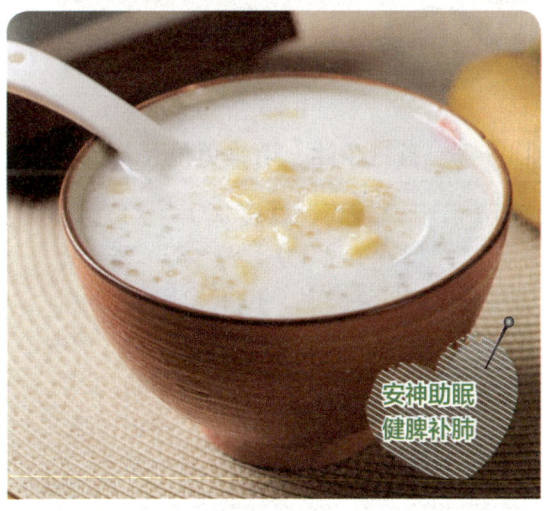

安神助眠 健脾补肺

豆腐

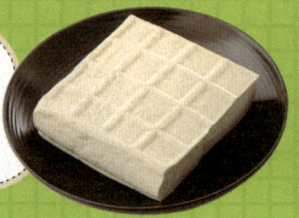

- 别　　名：水豆腐、老豆腐
- 性　　味：性凉，味甘
- 归　　经：归脾、胃、大肠经
- 适 用 量：每日70克

助眠功效

豆腐能益气宽中、生津润燥、清热解毒、和脾胃、抗癌，还可以降低血铅浓度、保护肝脏、促进机体代谢。豆腐中丰富的大豆卵磷脂有益于神经、血管、大脑的发育生长，不仅有健脑的作用，还能缓解紧张情绪，镇静安神，对失眠、烦躁等症有一定食疗作用。

应用指南

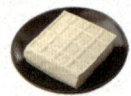  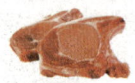　　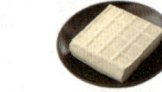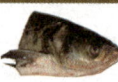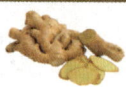

豆腐　　　红辣椒　　　羊肉　　　　　豆腐　　　鱼头　　　姜

益气生津、增强免疫

材料： 羊肉500克，豆腐200克，红辣椒1个，洋葱半个，姜1块，蒜3瓣，葱适量

调料： 胡椒粉5克，盐、生抽、食用油各适量

做法： 将羊肉、豆腐切块，洋葱、姜、辣椒切片，葱切段；豆腐炸香；锅底留油，下入姜、蒜爆香后放羊肉、洋葱、红辣椒；调入胡椒粉、盐、生抽，炖约1小时即可。

健脑补钙、软化血管

材料： 鱼头1个，豆腐250克，葱、姜各适量

调料： 盐、鸡粉、胡椒粉、食用油各适量

做法： 将鱼头洗净劈成两半，煎至两面略微焦黄；放入葱、姜略爆，注入热水，以没过鱼头为宜，加盖大火煮至沸腾，改中小火煮至汤呈奶白色；将豆腐放入，中火煮5分钟左右，调入盐、鸡粉、胡椒粉即可。

肉松鲜豆腐

材料： 肉松30克，火腿50克，小白菜45克，豆腐190克

调料： 盐3克，生抽2毫升，食用油适量

做法

① 将豆腐洗净，切块，焯水；小白菜、火腿洗净，切粒。② 用油起锅，倒入火腿粒炒香，下入小白菜翻炒均匀，放入生抽炒匀，加入盐，炒匀调味，把材料盛放在豆腐块上，放上肉松即可。

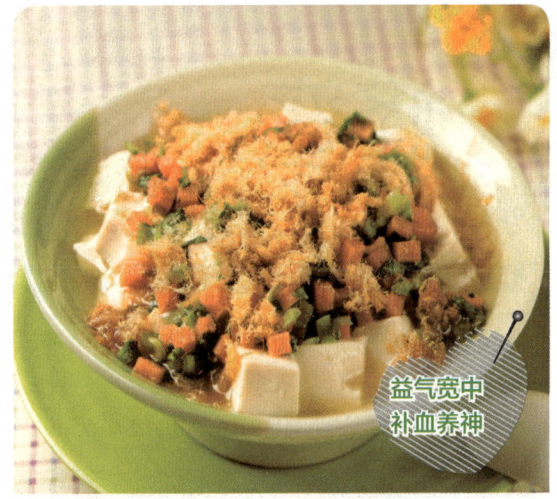

益气宽中
补血养神

葫芦瓜炖豆腐

材料： 葫芦瓜、豆腐各200克，胡萝卜、蒜末、葱花各适量

调料： 盐3克，蚝油10克，鸡粉2克，生抽5毫升，食用油适量

做法

① 将豆腐、胡萝卜、葫芦瓜洗净切好，焯水。② 用油起锅，放蒜末爆香，放葫芦瓜、胡萝卜炒匀，加水、豆腐、调味料炒匀，小火焖2分钟，大火收汁，放入葱花炒匀即可。

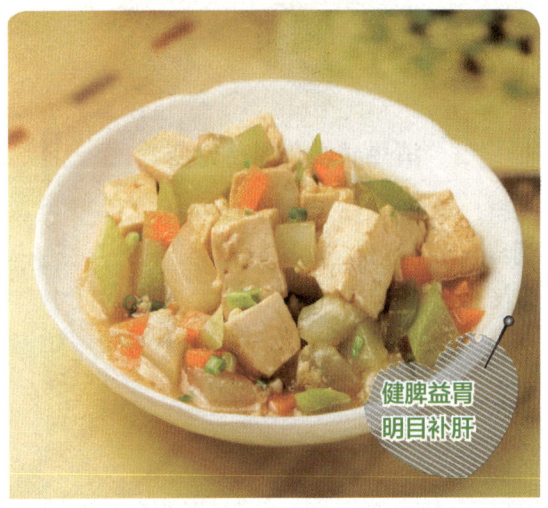

健脾益胃
明目补肝

蜂蜜

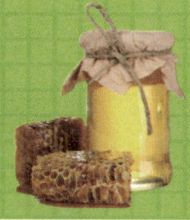

- 别　　名：食蜜、白蜜、蜂糖
- 性　　味：性平，味甘、涩
- 归　　经：归肺、大肠经
- 适用量：每日约20克

助眠功效

蜂蜜能改善血液的成分，促进心脑和血管功能，促进睡眠。失眠的人在每天睡觉前口服1汤匙蜂蜜，可以帮助尽快进入梦乡；对肝脏有保护作用，能促使肝细胞再生，对脂肪肝的形成有一定的抑制作用；能迅速补充体力，消除疲劳，增强对疾病的抵抗力。

应用指南

 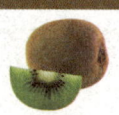 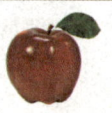 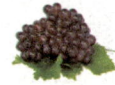 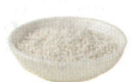

蜂蜜　　猕猴桃　　苹果　　　　　葡萄　　蜂蜜　　西米

清热润燥、提高免疫

材料： 苹果半个，猕猴桃1个

调料： 蜂蜜适量

做法： 将备好的猕猴桃洗净去皮，切成小块，苹果洗净去皮、核，切成小块；将切好的猕猴桃和苹果一同放入搅拌机中，加适量纯净水，打成果汁，再放入适量蜂蜜，搅拌均匀即可。

安神助眠、润肺和胃

材料： 葡萄50克，西米50克，冰牛奶、蜜豆各适量

调料： 蜂蜜少许

做法： 将备好的葡萄剥皮、去子。锅中注入适量清水煮沸，下入西米，不断搅动煮至透明，捞出浸凉水沥干，倒入冰牛奶中，调入蜂蜜，加蜜豆、葡萄即可。

金银洛神蜂蜜茶

材料：洛神花 6 克，金银花 4 克
调料：蜂蜜少许

做法

① 砂锅中注入适量清水烧开，放入洗净的洛神花、金银花，煮沸后用小火煮约 15 分钟，至其析出有效成分，搅拌片刻。
② 关火后盛出煮好的茶水，装入杯中，加入少许蜂蜜拌匀，趁热饮用即可。

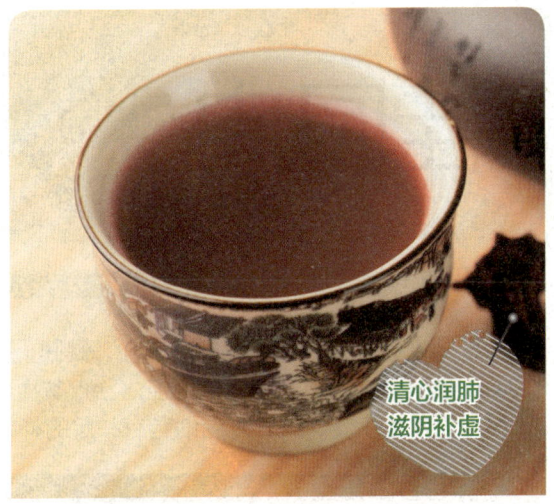

清心润肺
滋阴补虚

蜂蜜雪梨莲藕汁

材料：莲藕 300 克，雪梨 200 克
调料：蜂蜜 20 克

做法

① 将雪梨洗净去皮、核，切丁；莲藕洗净去皮，切丁，汆水。② 取榨汁机，选择搅拌刀座组合，倒入莲藕、雪梨，加入矿泉水，选择"榨汁"功能，榨取蔬果汁，加入蜂蜜，再次选择"榨汁"功能，搅拌匀，然后把榨好的蔬果汁倒入杯中即可。

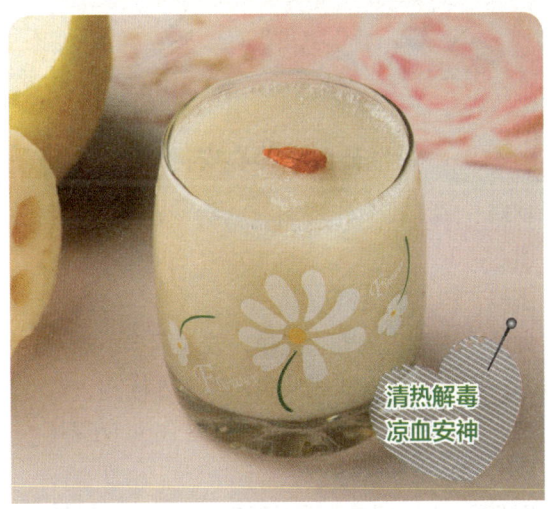

清热解毒
凉血安神

桂圆肉

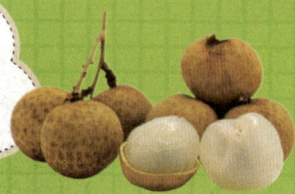

- 别　　名：龙眼干、龙眼肉
- 性　　味：性温，味甘
- 归　　经：归心、肝、脾、肾经
- 适 用 量：每天约10颗

助眠功效

桂圆肉具有补益心脾、养血宁神、健脾止泻的功效，用于气血不足、营养不良、神经衰弱、失眠健忘、记忆力衰退等症。治疗贫血和因缺乏烟酸造成的皮炎、腹泻、痴呆、甚至精神失常有疗效，同时对癌细胞有一定的抑制作用。

应用指南

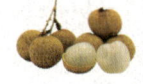 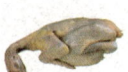 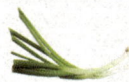

桂圆肉　　鸡　　葱

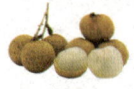 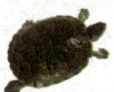 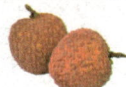

桂圆　　龟肉　　荔枝

益气补血、养心安神

材料： 鸡1只，桂圆肉30克、葱、姜各适量

调料： 料酒、盐各适量

做法： 将鸡去内脏、洗净，放入沸水中氽一下，捞出，放入钵或汤锅；再加入桂圆、料酒、葱、姜、盐和清水；上笼蒸1小时左右，取出葱、姜即可。

养心安神、补血养血

材料： 净龟肉200克，荔枝20克，桂圆15克，枸杞、姜末、葱末各适量

调料： 盐、料酒、酱油、胡椒粉各适量

做法： 将龟肉斩块、焯水；锅中放油，下姜、葱炒香，下龟肉煸干，加盐、料酒、酱油、清水，蒸至七成熟，拣去姜、葱；将桂圆、荔枝放入龟肉中，蒸至软烂，撒胡椒粉、枸杞即成。

西洋参桂圆茶

材料：西洋参片8克，桂圆肉20克，酸枣仁10克

调料：冰糖25克

做法

①砂锅中注入适量清水烧开，倒入洗净的西洋参片、桂圆肉、酸枣仁，拌匀，用小火煮15分钟，至其析出有效成分，放入适量冰糖，搅拌匀，煮至冰糖溶化。②关火后把煮好的药茶盛出，装入碗中即可。

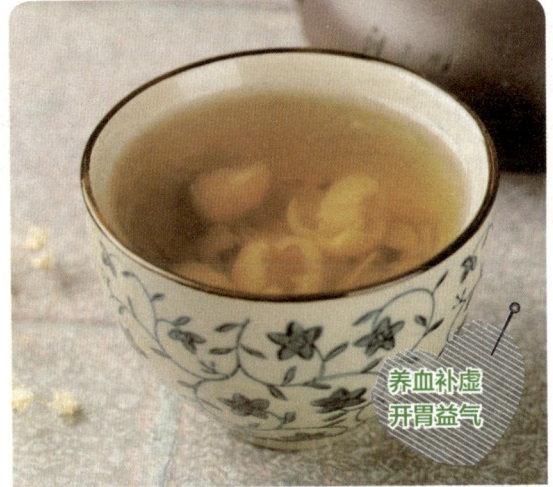

养血补虚 开胃益气

安眠桂圆豆浆

材料：水发黄豆60克，桂圆肉10克，百合20克

调料：白糖适量

做法

①将浸泡8小时的黄豆洗干净。②将备好的黄豆、桂圆肉、百合放入豆浆机中，注水，选择"五谷"程序，打成豆浆，把煮好的豆浆倒入滤网，滤取豆浆，倒入碗中，放入白糖，搅拌均匀至其溶化即可。

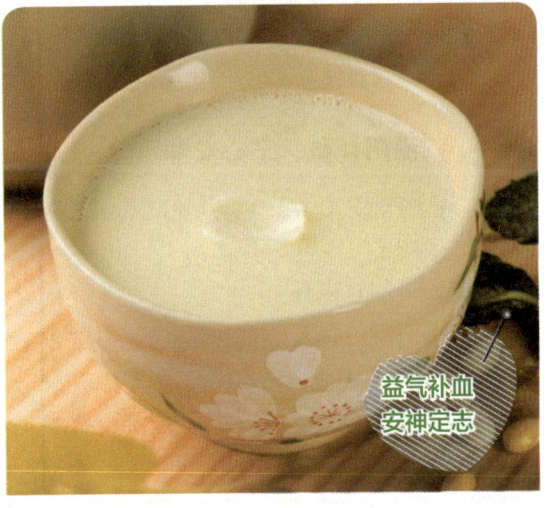

益气补血 安神定志

酸枣仁

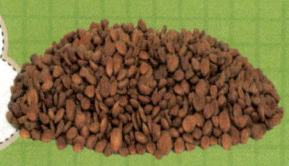

- **别　名**：枣仁、酸枣核
- **性　味**：性平，味甘
- **归　经**：归心、脾、肝、胆经
- **适用量**：每日9～15克

助眠功效

酸枣仁具有养肝、宁心安神、敛汗、催眠、镇痛、抗惊厥、降温、兴奋子宫等作用。主治虚烦不眠、惊悸怔忡、烦渴、虚汗等病症。治虚热、精神恍惚或烦躁疲乏者宜生用，或半生半炒。

应用指南

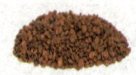 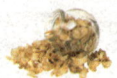 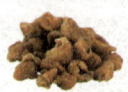

酸枣仁　　　百合　　　干桂圆

滋阴补血、宁心安神

材料：干桂圆250克，百合40克，蜂蜜250克，酸枣仁20克

调料：鲜姜汁20毫升

做法：将干桂圆去壳，再将桂圆肉、百合、酸枣仁洗净；将桂圆肉、百合、酸枣仁放入锅内，加水煮至熟烂；加入姜汁煮沸，待冷至65℃以下时，放入蜂蜜调匀即可。

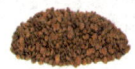

酸枣仁　　　生地黄　　　粳米

养心安神、养胃益气

材料：酸枣仁10克，生地黄15克，粳米100克

做法：将酸枣仁清洗干净，备用；将生地黄清洗干净，备用；砂锅中注入适量清水，放入洗净的酸枣仁、生地黄，大火烧开后用小火慢煲15分钟，取出汁水，与粳米同煮成粥即可。

枣仁蜂蜜小米粥

材料：水发小米 75 克，水发酸枣仁适量，红枣 20 克

调料：蜂蜜 10 克

做法

① 砂锅置于火上烧热，倒入洗好的酸枣仁，注入适量清水，用中火煮 20 分钟捞出，倒入洗净的小米、红枣，烧开后用小火煮 40 分钟，倒入蜂蜜，搅拌匀。② 关火后盛出煮好的粥即可。

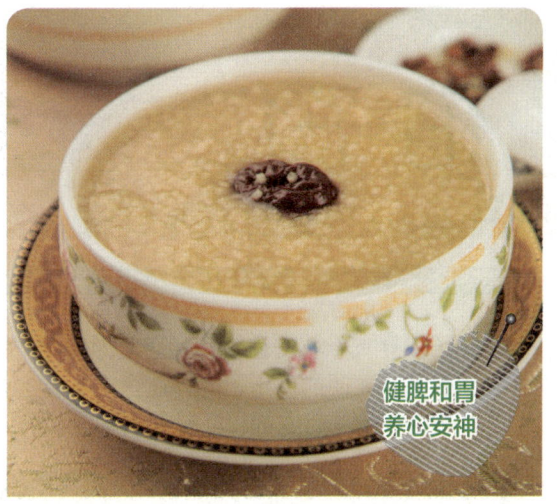

健脾和胃 养心安神

桂圆酸枣仁红枣饮

材料：桂圆肉 100 克，红枣 20 克，酸枣仁 10 克

调料：冰糖 20 克

做法

① 砂锅中注入适量清水烧开，倒入洗净的红枣、酸枣仁。② 加入洗好的桂圆肉，搅拌均匀，用小火煮 15 分钟，至药材析出有效成分，放入适量冰糖，搅匀，煮至冰糖完全溶化，盛出即可。

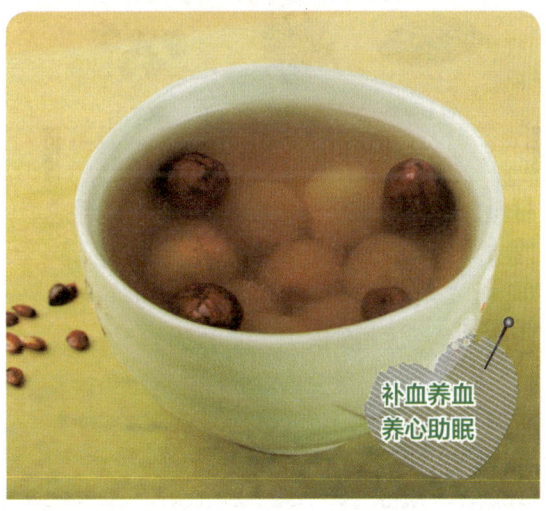

补血养血 养心助眠

柏子仁

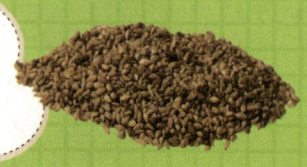

- **别　名**：柏实、柏子、柏仁、侧柏子
- **性　味**：性平，味甘、涩
- **归　经**：归脾、肾、心经
- **适用量**：每日 3～15 克

助眠功效

柏子仁具有养心安神、润肠通便的功效。柏子仁中含有丰富的油脂，故而使得本品具有很好的润肠通便的作用，此外还含有丰富的蛋白质和钙、铁等矿物质及维生素，使得柏子仁具有很好的养心安神、助睡眠的功效。

应用指南

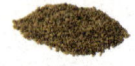 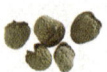 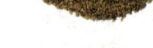 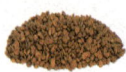 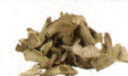

柏子仁　　山茱萸　　覆盆子　　　　柏子仁　　酸枣仁　　当归

益气补虚、养心安神

材料：山茱萸120克，柏子仁15克，远志（去心）15克，覆盆子30克，山药30克

做法：将山茱萸、柏子仁、远志、覆盆子、山药洗净后放入砂锅中，加水漫过药材，煲沸，调成小火再煲20~30分钟，倒出药汁；再用剩余药渣重复煲取2次药汁。将三次药汁混在一起，拌匀即可。

滋阴养血、补心安神

材料：酸枣仁12克，柏子仁12克，当归10克，天冬9克，生地15克，五味子8克，远志肉9克，人参、丹参、玄参、茯苓、桔梗、麦冬各10克

做法：将以上药材洗净后放入砂锅中，加水漫过药材，煲沸，调成小火再煲20~30分钟，倒出药汁，再重复煲取2次药汁。将三次药汁混在一起，拌匀即可。

柏子仁党参鸡汤

材料：柏子仁12克，党参15克，红枣20克，鸡肉块350克

调料：盐2克，鸡粉2克，料酒20毫升

做法

①将鸡肉块氽水。②砂锅中注水烧开，放入洗净的红枣，放入备好的药材，倒入鸡块，淋入料酒，拌匀，烧开后用小火炖1小时，至食材熟透，加入少许盐、鸡粉，搅拌匀，至食材入味，盛入碗中即可。

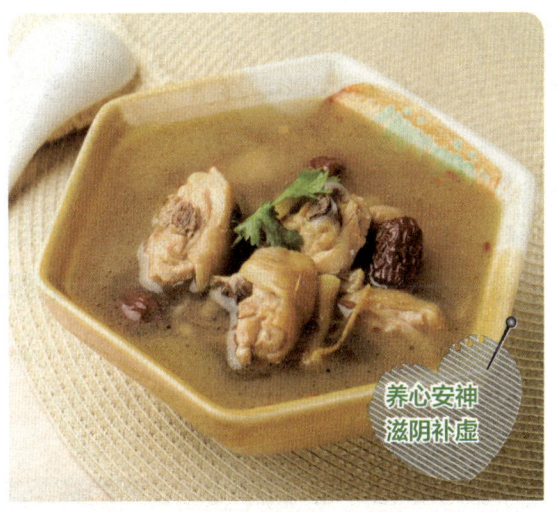

养心安神
滋阴补虚

柏子仁养心茶

材料：当归10克，枸杞8克，柏子仁6克，石菖蒲5克，茯神4克

做法

①砂锅中注入适量清水，用大火烧开，倒入洗好的药材，盖上盖，烧开后用小火煮约15分钟，至药材析出有效成分，揭盖，搅拌匀，用中火续煮片刻。②关火后盛出煮好的养心茶，滤取茶汁，装入碗中，趁热饮用即可。

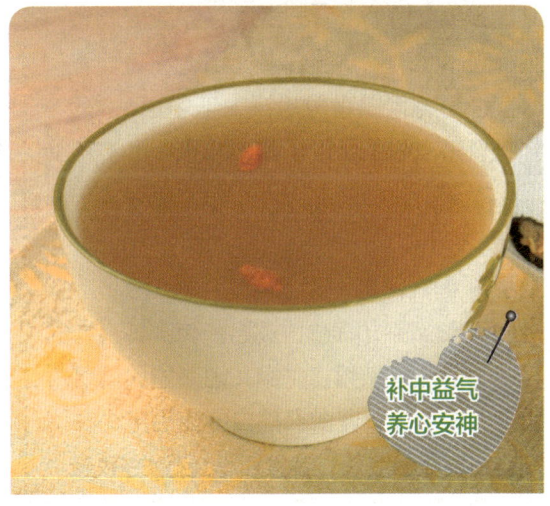

补中益气
养心安神

莲子

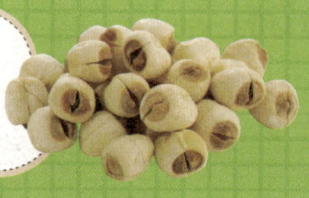

- 别　名：莲实、莲米、莲肉
- 性　味：性平，味甘、涩
- 归　经：归脾、肾、心经
- 适用量：每日5~9克

助眠功效

莲子具有清心醒脾、补脾止泻、补中养神、健脾补胃、益肾固精、涩精止带、滋补元气的功效。常用于高热引起的烦躁不安、神志不清和梦遗、滑精等症，还用于高血压、头昏脑涨、心悸失眠等。

应用指南

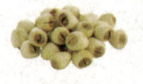 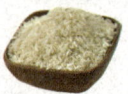 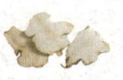

莲子　　糯米　　茯苓

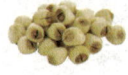 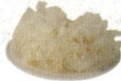 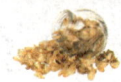

莲子　　银耳　　百合

补脾益胃、益气安神

材料： 莲子肉、糯米（或大米）各200克，茯苓100克

调料： 白糖适量

做法： 将莲子和糯米、茯苓炒香，共研为细末，加入白糖适量，一同和匀，加入适量清水使之成泥状，上火蒸熟，待冷后压平，切块，即可食用。

养心安神、生津益肾

材料： 银耳100克，莲子50克，百合50克，红枣6枚，山药100克

调料： 冰糖适量

做法： 将银耳洗净泡发；红枣划几个刀口；山药洗净去皮切块；银耳、莲子、百合、红枣同时入锅煮20分钟，待莲子、银耳煮软，放入山药煮熟，加入冰糖调味即可。

冬瓜银耳莲子汤

材料： 冬瓜 300 克，水发银耳 100 克，水发莲子 90 克，冰糖 30 克

做法

① 将冬瓜洗净，去皮、切丁；银耳洗净，切小块。
② 砂锅中注入适量清水烧开，倒入洗净的莲子，加入银耳，用小火煮 20 分钟，至食材熟软，倒入冬瓜丁，拌匀，用小火再煮 15 分钟，至冬瓜熟软，放入冰糖，搅拌匀，用小火续煮 5 分钟，至冰糖溶化即可。

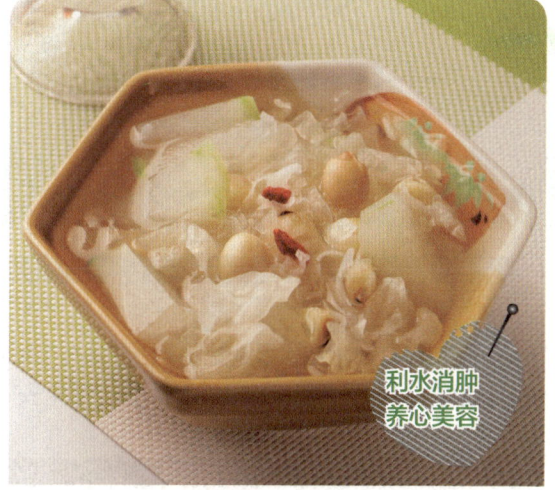

利水消肿
养心美容

石榴银耳莲子羹

材料： 石榴果肉 120 克，水发银耳 150 克，水发莲子 80 克

调料： 白糖 5 克

做法

① 将泡发洗好的银耳切块；取榨汁机，倒入石榴果肉，加水，榨取石榴汁。② 砂锅中注水烧开，放入莲子、银耳，烧开后用小火炖 30 分钟，倒入石榴汁拌匀煮沸，加白糖，搅拌匀，煮片刻至白糖溶化即可。

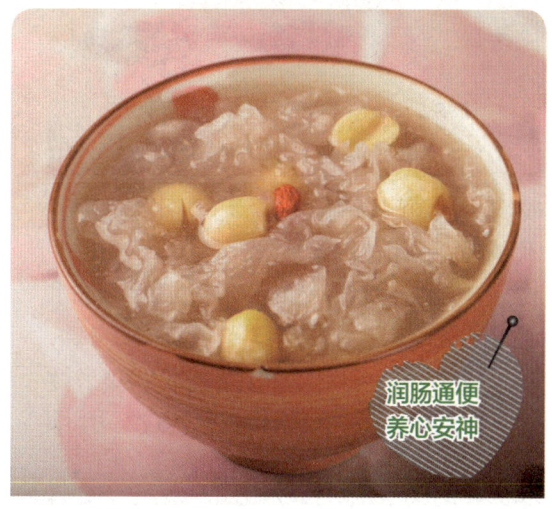

润肠通便
养心安神

茯苓

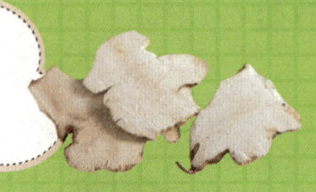

- **别　名**：茯菟、茯灵、伏菟、松薯、松苓
- **性　味**：性平，味甘、淡
- **归　经**：归心、肺、脾、肾经
- **适用量**：每日9～15克

助眠功效

茯苓具有利水渗湿、健脾补中、宁心安神、败毒抗癌的功效。主治小便不利、水肿胀满、痰饮咳嗽、食少脘闷、呕吐、泄泻、心悸不安、失眠健忘、遗精白浊等。

应用指南

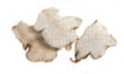 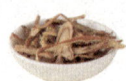 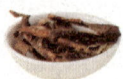

茯苓　　甘草　　知母

养血调肝、清热除烦

材料：酸枣仁15克，甘草3克，知母6克，茯苓6克，川芎6克

做法：将以上药材洗净后放入砂锅中，加水漫过药材，煲沸，调成小火再煲20~30分钟，倒出药汁；再用剩余药渣重复煲取2次药汁。将3次药汁混在一起，拌匀，分3次服用即可。

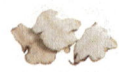 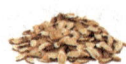 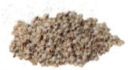

茯苓　　黄芪　　薏米

滋阴养血、补心安神

材料：黄芪10克，茯苓12克，薏米60克
调料：白糖15克

做法：砂锅中注入适量清水烧开，倒入洗净的黄芪、茯苓、薏米，烧开后用小火炖20分钟，至其析出有效成分，放入备好的白糖，略煮片刻，至白糖溶化，关火后盛出煮好的汤料，装入碗中即可。

茯苓红枣粥

材料： 水发大米 180 克，红枣 30 克，茯苓 15 克

调料： 白糖 25 克

做法

① 砂锅中注入适量清水烧开，倒入洗净的大米，搅拌匀，放入洗好的红枣、茯苓，搅拌匀，盖上盖，用小火煮 30 分钟至食材熟透，揭盖，加入适量白糖，搅拌匀，煮至溶化。② 关火后盛入汤碗中即成。

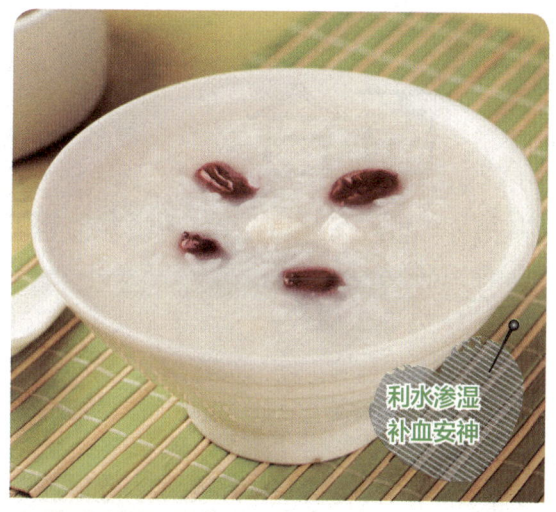

利水渗湿 补血安神

桂圆百合茯苓粥

材料： 水发大米 100 克，桂圆肉、鲜百合、茯苓各少许

调料： 盐少许

做法

① 砂锅中注入适量清水烧开，倒入洗净的大米，搅拌均匀，用大火煮沸，放入备好的桂圆肉、茯苓，盖上盖，转小火煮约 30 分钟至大米熟软。② 倒入洗净的百合，转大火后略煮片刻，加盐，搅匀即成。

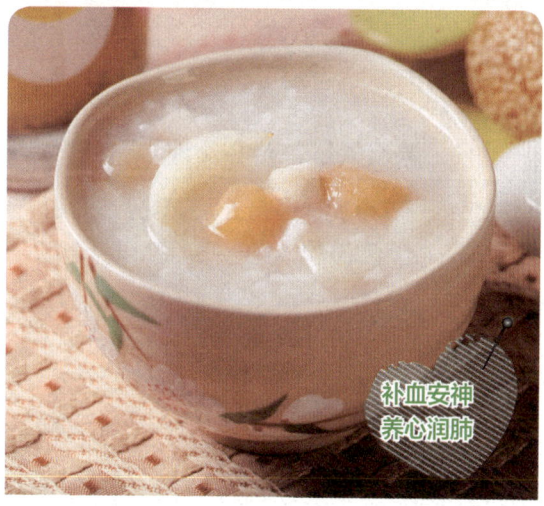

补血安神 养心润肺

百合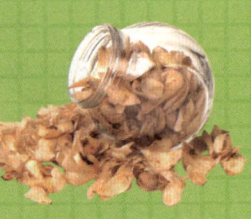

- 别　名：白百合、蒜脑薯、玉手炉、倒仙
- 性　味：性平，味甘、微苦
- 归　经：归肺、脾、心经
- 适用量：干品 10 克，鲜品加倍

助眠功效

百合具有温肺止嗽、养阴清热、清心安神、利大小便、美容养颜、防癌抗癌等功效。主治阴虚久咳、痰中带血、虚烦惊悸、失眠多梦、精神恍惚等病症。

应用指南

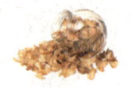 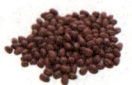 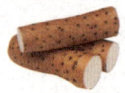

百合　　红豆　　　山药

补益气血、养心安神

材料： 红豆 500 克，百合干品 20 克，鲜山药 50 克，红枣 20 枚，莲子 30 克，桂圆肉 50 克

做法： 将红豆煮烂打成浆，倒入锅里，同时加入百合、山药、红枣、莲子、桂圆肉，小火煮 20 分钟后即可。吃时可放入适量蜂蜜调味。

 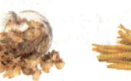 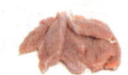

百合　　黄花菜　　鸡脯肉

益气补血、生津止渴

材料： 鸡脯肉、黄花菜各 200 克，鲜百合 1 个

调料： 盐、食用油各适量

做法： 将鸡脯肉洗净、切丝，百合剥成瓣洗净，黄花菜去蒂洗净。油锅加热，先下鸡肉丝拌炒，后下黄花菜、百合，加盐调味，并加入少量水翻炒，待百合稍微变成半透明状即可。

南瓜百合莲藕汤

材料: 南瓜 300 克,莲藕 200 克,鲜百合 40 克,冰糖 70 克

做法

① 将莲藕洗净去皮切成丁;南瓜洗净去皮切成丁。② 砂锅中注水烧开,放入莲藕丁、南瓜,烧开后用小火炖 20 分钟,至食材熟透,放入洗净的百合,加入适量冰糖,搅拌均匀,再煮 5 分钟,至冰糖溶化,用勺搅拌匀,盛入汤碗中即可。

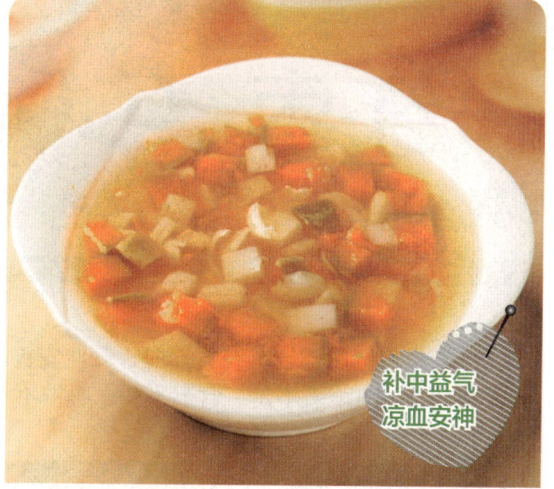

补中益气
凉血安神

绿茶百合豆浆

材料: 鲜百合 4 克,绿茶 3 克,水发黄豆 60 克

做法

① 将已浸泡 8 小时的黄豆洗干净。② 将备好的黄豆、绿茶、鲜百合倒入豆浆机中,注入适量清水,至水位线即可,选择"五谷"程序,再选择"开始"键,开始打浆,待豆浆机运转约 15 分钟,即成豆浆。③ 将煮好的豆浆倒入滤网,滤取豆浆,将滤好的豆浆倒入杯中即可。

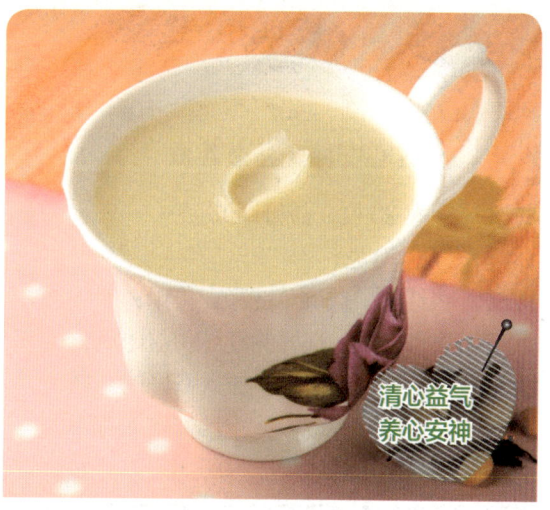

清心益气
养心安神

红枣

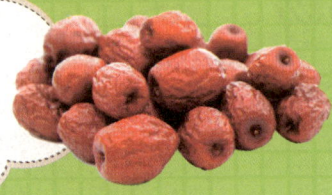

- **别　名**：大枣、干枣、枣子
- **性　味**：性温，味甘
- **归　经**：归脾、胃经
- **适用量**：每日 6～15 克

助眠功效

红枣具有健脾益胃、补气养血、养血安神、调和营卫和药性的功效。主治胃虚食少、脾弱便溏、气血津液不足、营卫不和、心神不宁、心悸怔忡等。

应用指南

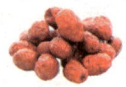 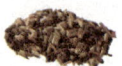 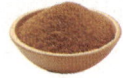 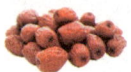 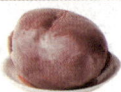 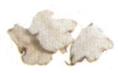

红枣　　益母草　　红糖　　　　　红枣　　猪心　　茯苓

养心安神、补血养血

材料：红枣 20 枚，益母草 10 克
调料：红糖 10 克
做法：将红枣、益母草洗净，备用；锅中加入适量清水，放入洗好的红枣和益母草，用大火煮沸，转小火慢煲，放入备好的红糖，煮至溶化，搅拌片刻，滤出汁液倒入碗中即可。

安神养血、健脾和胃

材料：猪心 1 个，红枣 15 克，茯苓 15 克，远志 5 克
调料：盐、鸡粉各适量
做法：将猪心剖开，洗净；茯苓、红枣、远志用细纱布袋装好，绳子扎紧；同入砂锅，加水烧开，改用小火慢炖，至猪心熟透后，加少许盐、鸡粉调味即可。

桂圆阿胶红枣粥

材料：水发大米180克，桂圆肉30克，红枣35克，阿胶15克

调料：白糖30克，白酒少许

做法

① 砂锅中注水烧开，倒入洗净的大米、红枣、桂圆，用小火煮30分钟至其熟软，加入阿胶，倒入少许白酒，搅拌匀。② 用小火续煮10分钟，加入白糖，搅拌匀，煮至溶化，盛入碗中即可。

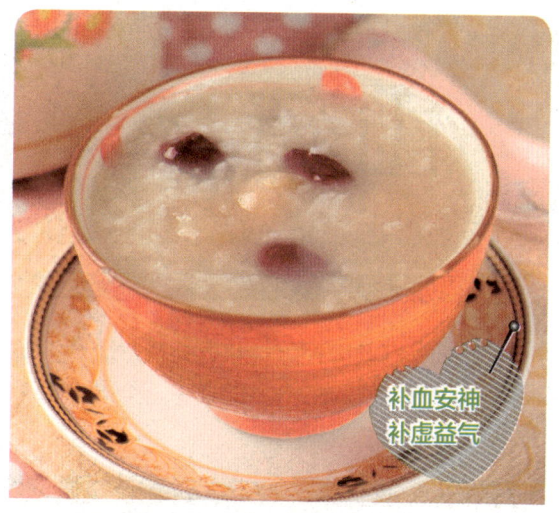

补血安神 补虚益气

枸杞红枣莲子银耳羹

材料：水发银耳30克，水发莲子25克，红枣15克，枸杞10克

调料：冰糖适量

做法

① 锅中注水烧开，倒入银耳、莲子、红枣，搅拌片刻，烧开后用中火煮30分钟至食材熟软，倒入备好的枸杞，稍煮片刻，倒入冰糖，搅匀，煮至完全溶化。② 将煮好的甜汤盛出，装入碗中即成。

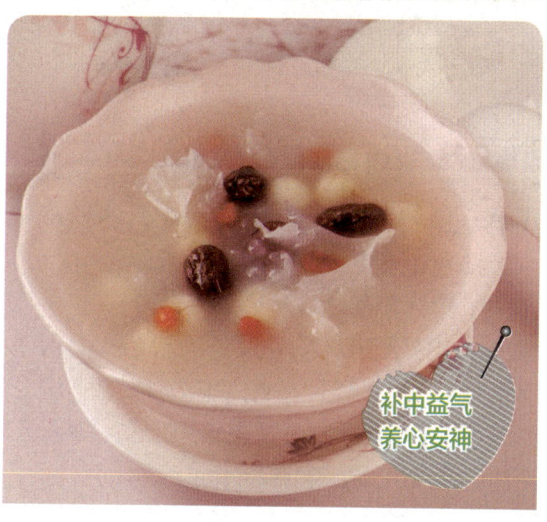

补中益气 养心安神

山药

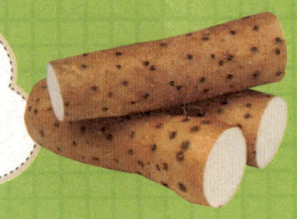

- 别　　名：淮山药、山薯、山蓣
- 性　　味：性平，味甘
- 归　　经：归肺、脾、肾经
- 适 用 量：每日 10～30 克

助眠功效

山药具有健脾补肺、益胃补肾、固肾益精、聪耳明目、助五脏、强筋骨、强志安神、延年益寿等功效。主治脾虚食少、久泻不止、肺虚喘咳、肾虚遗精、带下、尿频、虚热消渴等病症。

应用指南

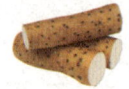　　

山药　　白茯苓　　熟地黄

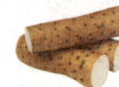　　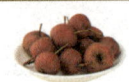

山药　　鹿茸　　山楂

滋阴补血、益肾填髓

材料：山药 20 克，白茯苓 10 克，熟地黄 10 克，枸杞 5 克，大米 90 克

调料：白糖 8 克

做法：山药去皮切块；白茯苓、枸杞洗净、入锅，倒入一碗水煮至半碗；锅内注水，放入洗净的大米煮至米粒绽开，放山药、熟地黄、枸杞、白茯苓汁煮熟，放白糖调味即可。

益精生血、强筋壮骨

材料：山药 30 克，鹿茸适量，山楂片少许，大米 100 克

调料：盐 2 克，鸡粉少许

做法：将山药去皮，切块；大米洗净；山楂片洗净，切丝；鹿茸入锅熬汁，原锅注水，放入大米，煮至米粒绽开，放入山药、山楂同煮；倒入鹿茸汁煮至粥成，放入盐、鸡粉调味即成。

山药炖猪小肚

材料: 山药160克,猪小肚270克,白果50克,枸杞15克,姜片、葱花各少许

调料: 盐3克,鸡粉2克,胡椒粉少许,料酒20毫升

做法

① 将山药洗净,去皮、切块;猪小肚切块,汆水。② 砂锅注水烧开,放猪小肚、枸杞、白果、姜片、料酒,烧开后用小火炖40分钟,放山药炖熟,加入调味料搅匀即可。

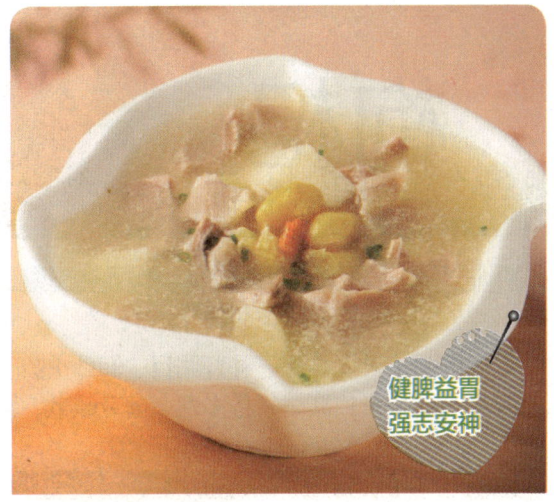

健脾益胃 强志安神

山药红枣鸡汤

材料: 山药100克,鸡肉400克,红枣20克,枸杞10克,姜片少许

调料: 料酒8毫升,盐2克,鸡粉2克

做法

① 将山药洗净,去皮、切丁;鸡肉汆水。② 砂锅中注水烧开,倒入洗好的红枣、枸杞、山药丁、鸡块、姜片、料酒,搅匀,用小火煮40分钟,至鸡块熟透,放入盐、鸡粉,搅拌片刻,至食材入味即可。

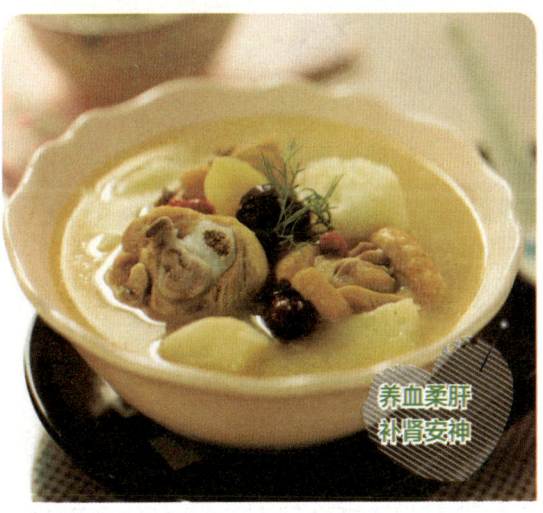

养血柔肝 补肾安神

枸杞

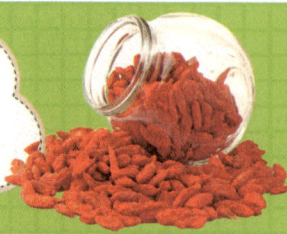

- **别　名**：杞子、枸杞果
- **性　味**：性平，味甘
- **归　经**：归肝、肾经
- **适用量**：每日6～12克

助眠功效

枸杞具有补肾益精、补肝明目、润肺止咳、美容养颜、抗衰老的功效，治疗肝肾阴亏、腰膝酸软、头晕目眩、目昏多泪、虚劳咳嗽、消渴、遗精等病。

应用指南

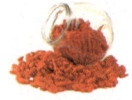 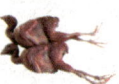 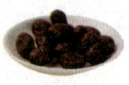

枸杞　　　鹌鹑　　　红枣

滋补五脏、益精养血

材料：鹌鹑2只，枸杞10克，红枣8枚，绍酒2茶匙

调料：盐、鸡粉各适量

做法：将鹌鹑洗净、斩块，余水；枸杞、红枣分别洗净，温水浸透；将鹌鹑、红枣、枸杞连同1碗半沸水倒进炖盅，加入绍酒，隔水炖1.5小时，用盐、鸡粉调味即可。

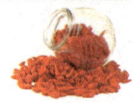 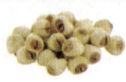 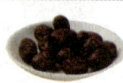

枸杞　　　莲子　　　红枣

养心补血、补脾益胃

材料：猪心1个，莲子60克，红枣、枸杞各15克

调料：盐适量

做法：将猪心入锅中加水煮熟；红枣、莲子、枸杞泡发，洗净；将煮好的猪心洗净，切成片；把全部用料放入砂锅中，加适量清水，小火煲2小时，加盐调味即可。

枸杞拌菠菜

材料： 菠菜230克，枸杞20克，蒜末少许
调料： 盐2克，鸡粉2克，蚝油10克，芝麻油3毫升，食用油适量

做法

① 将择洗干净的菠菜切去根部，切段。
② 锅中注水烧开，淋入食用油、枸杞、菠菜，煮至断生，捞出备用。③ 将焯好的菠菜倒入碗中，放蒜末、枸杞、盐、鸡粉、蚝油、芝麻油，搅拌入味盛出即可。

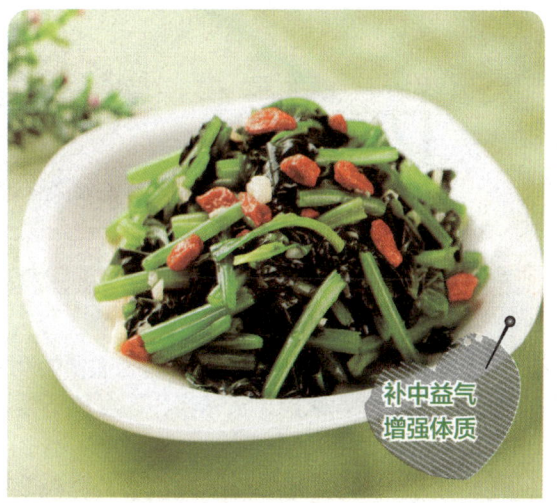

补中益气 增强体质

山竹银耳枸杞甜汤

材料： 水发银耳120克，山竹1个，枸杞15克，冰糖40克

做法

① 将泡发洗好的银耳切去黄色蒂部，切块；山竹取出果肉。② 砂锅中注水烧开，倒入银耳、枸杞，烧开后用小火炖20分钟，至汤汁浓稠，倒入山竹肉、冰糖，搅拌匀，略煮片刻，至冰糖完全溶化即成。

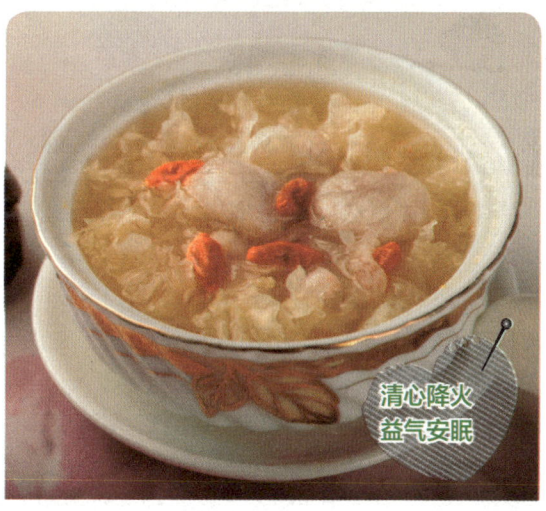

清心降火 益气安眠

远志

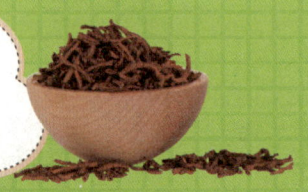

- 别　名：棘菀、苦远志
- 性　味：性微温，味苦、辛
- 归　经：归心、肺、肾经
- 适用量：每日 5~15 克

助眠功效

远志具有养心安神、益智、润肠通便的功效。适用于阴虚、产后及老人的肠燥便秘，失眠多梦、心慌、焦虑、遗精盗汗、食欲不振等患者以及记忆力衰退者。

应用指南

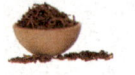 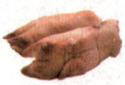 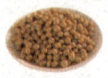　　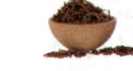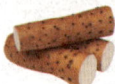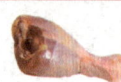

远志　　猪蹄　　黄豆　　　远志　　山药　　鸡腿

滋阴养颜、养心安神

材料：猪蹄300克，远志10克，黄豆150克，葱1根

调料：盐5克，料酒8毫升

做法：将黄豆洗净，浸泡；猪蹄洗净，斩块，余水；黄豆和远志放入锅中加水适量，大火煮开转小火慢煮至豆熟；加入猪蹄，续煮约1小时，调入盐和料酒即可。

滋补肝肾、防治失眠

材料：远志10克，山药20克，鸡腿150克

调料：盐5克

做法：将鸡腿斩块，放入沸水中余烫，捞出冲净；远志和山药洗净；将鸡肉、远志、山药放入锅中，加水盖过材料，以大火煮开，转小火续煮40分钟，加盐调味即可。

四宝炖乳鸽

材料：乳鸽1只，山药200克，姜片20克，水发香菇45克，远志10克，枸杞8克

调料：料酒10毫升，盐2克，鸡粉2克

做法

① 将山药洗净、去皮、切块；泡发洗净的香菇切块；乳鸽切块，余水。② 砂锅中注水烧开，放入远志、枸杞、姜片、香菇块、乳鸽肉、料酒拌匀，烧开后用小火炖30分钟，放山药，小火炖熟，放盐、鸡粉拌匀即可。

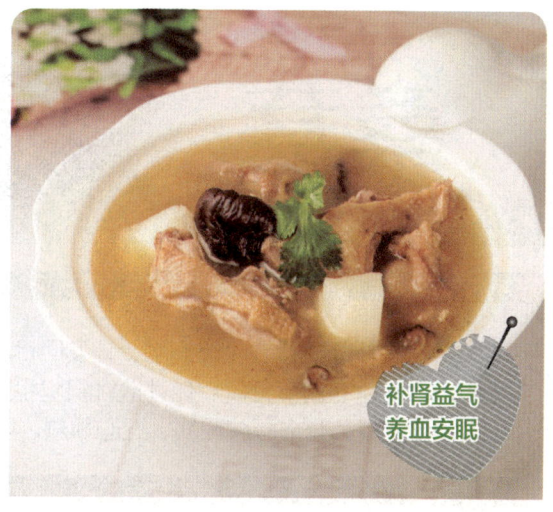

补肾益气
养血安眠

远志菖蒲猪心汤

材料：远志15克，菖蒲15克，姜片20克，猪心250克，胡萝卜100克，葱段少许

调料：料酒10毫升，盐2克，鸡粉2克

做法

① 将胡萝卜、猪心洗净切片；洗净的药材放入隔渣袋中，收紧袋口；猪心余水。② 砂锅中注水烧开，放药材袋、姜片、猪心、料酒，用小火炖40分钟，倒入胡萝卜炖熟，放盐、鸡粉搅匀，取出药渣袋，放葱段即可。

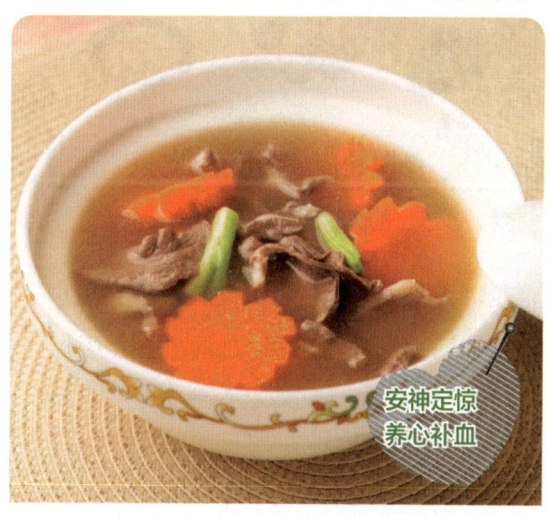

安神定惊
养心补血

桑葚

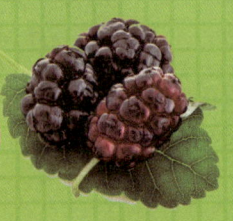

- 别　名：乌椹、黑椹、桑枣、桑果
- 性　味：性寒，味甘
- 归　经：归心、肝、肾经
- 适用量：每日 3~15 克

助眠功效

桑葚具有补肝益肾、生津润肠、乌发明目、止渴解毒、滋阴养血等功效。现代药理研究表明，桑葚还有调节免疫、促进造血细胞生长、抗衰老、降血脂、护肝等保健作用。常用于肺痨咳血者，肾虚腰膝酸软、五心烦热、阳痿早泄、遗精、夜尿频多者等。

应用指南

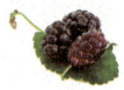 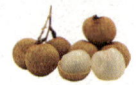 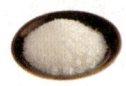 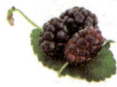 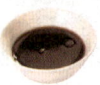 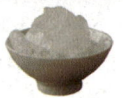

桑葚　　桂圆肉　　白糖　　　　桑葚　　醋　　冰糖

滋阴补虚、防治失眠

材料：鲜桑葚 60 克，桂圆肉 30 克
调料：白糖适量
做法：将桑葚用清水稍作冲洗，桂圆去壳和核，洗净；然后一同入锅，加清水适量煎汁，先用大火煮沸，再转以小火煮 10 分钟；取汁加入白糖拌匀即可。

滋阴养血、养神助眠

材料：桑葚 800 克，陈年醋 1000 毫升
调料：冰糖适量
做法：将桑葚清洗干净后，以纸巾擦干表面水分，放置数小时彻底风干；取一干净且干燥的玻璃罐将桑葚、醋放进去，加冰糖；把盖口密封静置在阴凉处 3~4 个月后即可。

桑葚黑豆黑米粥

材料：桑葚 15 克，水发黑豆 20 克，水发黑米 50 克，水发大米 50 克

调料：冰糖 10 克

做法

① 砂锅中注水烧开，倒入洗好的桑葚，用小火煮 15 分钟至其析出有效成分，捞出桑葚。② 倒入洗好的黑豆、黑米、大米，拌匀，用小火煮 40 分钟至食材熟透，放入适量冰糖，搅拌匀，煮至冰糖溶化即可。

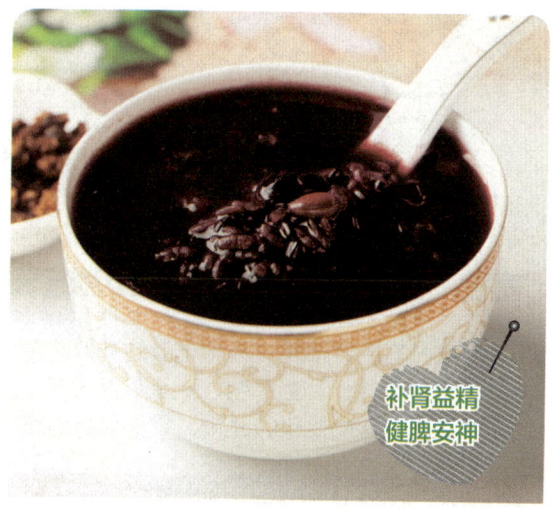

补肾益精 健脾安神

桂圆桑葚奶

材料：桂圆肉 80 克，桑葚 30 克，牛奶 120 毫升

做法

① 砂锅中注入少许清水，用大火烧开，放入洗好的桂圆肉、桑葚，倒入备好的牛奶，搅拌匀，用中火煮至沸。② 关火后盛出煮好的汤料，装入碗中，稍微放凉即可饮用。

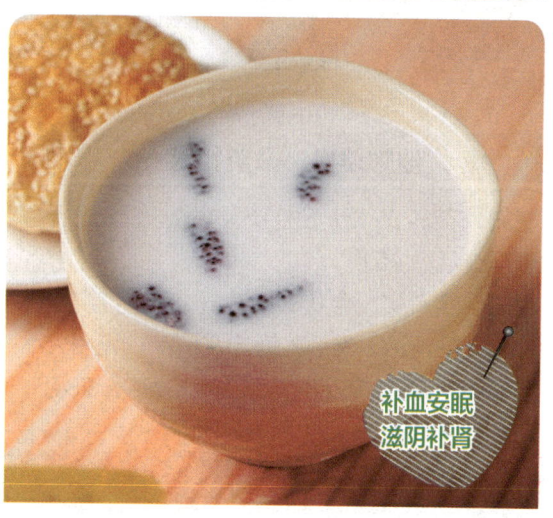

补血安眠 滋阴补肾

芡实

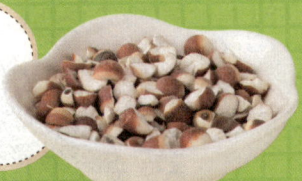

- 别　名：鸡头、鸡头果
- 性　味：性平，味甘、涩
- 归　经：归脾、肾经
- 适用量：每日 5~15 克

助眠功效

芡实具有固肾涩精、补脾止泄的功效。主治遗精、淋浊、带下、小便不禁、大便泄泻、夜尿、腰膝酸软、耳聋耳鸣、头晕目眩等病。适宜妇女脾虚白带频多，肾亏腰酸痛者，老年人尿频者，体虚遗尿的儿童，肾虚梦遗滑精、早泄、脾虚便溏、慢性腹泻者。

应用指南

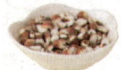 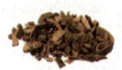 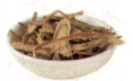 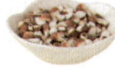 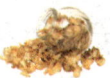 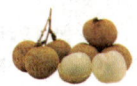

芡实　　合欢皮　　甘草　　　　芡实　　百合　　桂圆

健脾益胃、滋阴补肾

材料：芡实 25 克，合欢皮 15 克，甘草 3 克
调料：红糖 25 克
做法：将芡实、合欢皮和甘草用清水冲洗干净，去除浮渣，然后入锅加水煎汁；先用大火煮沸后，再转以小火续煮 10 分钟，去渣取汁加入红糖拌匀即可。

养心安神、健脾开胃

材料：芡实 50 克，百合 30 克，桂圆 35 克
调料：冰糖 30 克
做法：锅中加入约 600 毫升清水，用大火烧热，倒入洗净的桂圆、芡实、百合，大火烧开后，改用小火煮 40 分钟至锅中材料熟软，加入冰糖拌匀，续煮约 3 分钟至冰糖完全溶化，盛出即可。

红薯芡实鸡爪汤

材料：鸡爪260克，红薯180克，胡萝卜100克，水发花生米35克，红枣、芡实各少许

调料：盐2克

做法

①将红薯、胡萝卜洗净，去皮切块；处理干净的鸡爪切去爪尖，对半切开，汆水。②砂锅注水烧热，倒入鸡爪、花生米、红枣、芡实搅匀，烧开后用小火煮约20分钟，倒入红薯、胡萝卜，拌匀，煮熟，加盐搅匀即可。

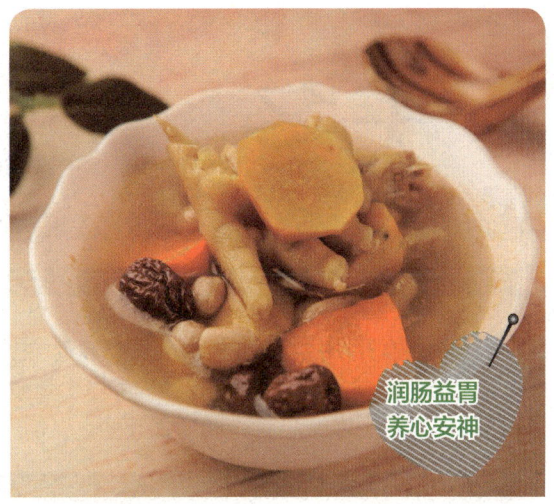

润肠益胃
养心安神

桂圆酸枣芡实汤

材料：桂圆肉90克，酸枣仁15克，芡实50克

调料：白糖20克

做法

①砂锅中注水烧开，倒入洗净的芡实、桂圆肉、酸枣仁，盖上盖，烧开后用小火煮约30分钟至药材析出有效成分。②揭盖，加入适量白糖，拌匀，煮至溶化，盛出装入碗中即可。

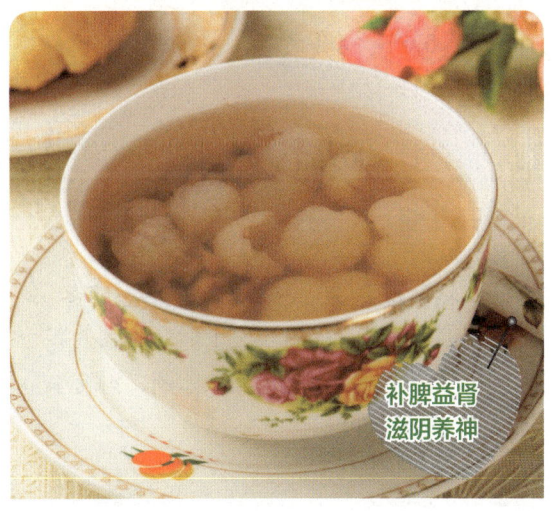

补脾益肾
滋阴养神

天冬

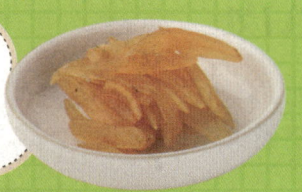

- 别　名：大当门根、天门冬
- 性　味：性寒，味甘、苦
- 归　经：归肺、肾经
- 适用量：5~12 克

助眠功效

天冬具有养阴生津、润肺清心的功效。主治肺燥干咳、虚劳咳嗽、津伤口渴、心烦失眠、内热消渴、肠燥便秘、白喉等。常用于咳嗽吐血、肺痿、肺痈者；风寒、腹泻、食少者；内热消渴者；阴虚发热者、肠燥便秘者。

应用指南

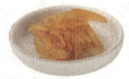 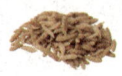 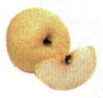 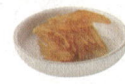 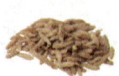

天冬　　麦冬　　雪梨　　　　　天冬　　麦冬　　粳米

滋阴清热、润肺清心

材料：天冬、麦冬各 10 克，雪梨 1 个
调料：冰糖适量
做法：将雪梨去皮、去核，切片洗净，麦冬、天冬用清水稍洗，然后将以上材料一同入锅煎汤；先用大火煮沸后，加入冰糖，再转小火续煮 10 分钟即成。

养阴安神、健脾益胃

材料：天冬、麦冬各 8 克，粳米 50 克
调料：白糖适量
做法：将天冬、麦冬分别用清水洗净，粳米淘洗干净，然后同入锅加水适量煮粥，先用大火煮沸，再转以小火煮至粥成，加入白糖拌匀即可。

天冬益母草老鸭汤

材料：鸭肉块600克，天冬15克，益母草10克，姜片45克，葱花少许

调料：料酒20毫升，鸡粉3克，盐3克，胡椒粉少许

做法

① 将鸭肉块汆水，捞出备用。② 砂锅中注水烧开，放入天冬、益母草、姜片、鸭块、料酒，烧开后用小火炖1小时，加鸡粉、盐、胡椒粉拌匀，煮至入味，撒上葱花即成。

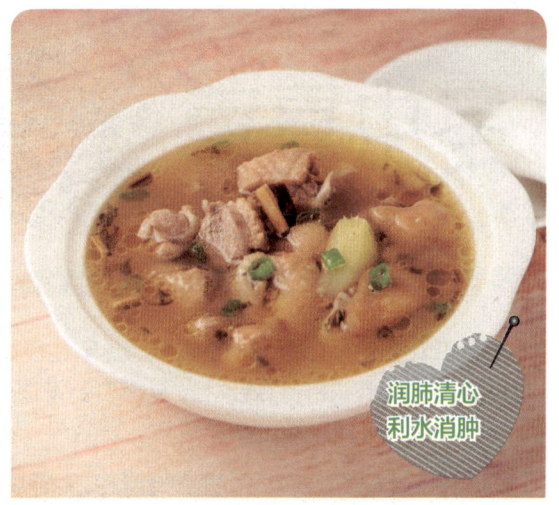

润肺清心 利水消肿

二冬女贞子虫草花汤

材料：天冬、麦冬、女贞子各10克，姜片15克，虫草花25克，瘦肉200克

调料：盐2克，鸡粉2克

做法

① 将瘦肉切丁。② 砂锅中注入适量清水烧开，倒入瘦肉丁，放入药材、姜片、虫草花，拌匀，盖上盖，小火炖1小时至熟，揭开盖子，放盐、鸡粉调味，拌匀，煮片刻至入味即可。

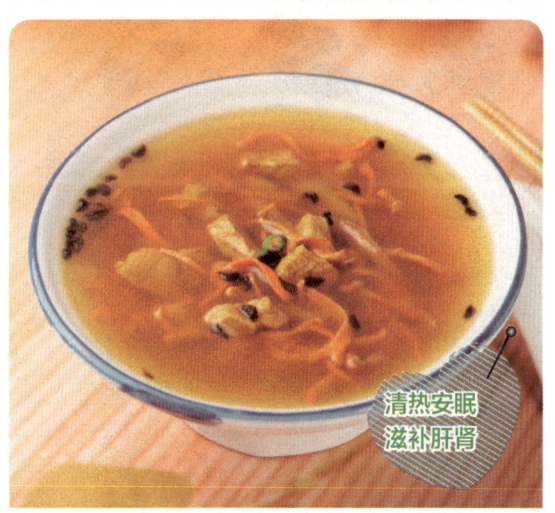

清热安眠 滋补肝肾

冬虫夏草

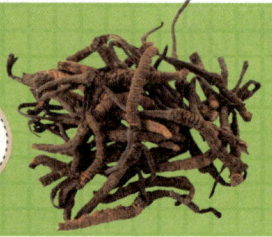

- 别　　名：虫草、菌虫草
- 性　　味：性温，味甘
- 归　　经：归肾、肺经
- 适用量：2~4枚

助眠功效

冬虫夏草具有补虚损、益精气、止咳化痰、补肺肾的功效。主治肺肾两虚、精气不足、阳痿遗精、咳嗽、自汗盗汗、劳嗽痰血、慢性支气管炎、病后虚弱等。常用于肾气不足、腰膝酸痛者；肾虚腰痛、阳痿遗精、肾衰竭、性功能低下者。

应用指南

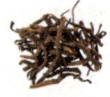 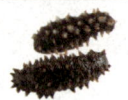 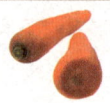 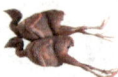 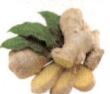

冬虫夏草　　海参　　胡萝卜　　　　冬虫夏草　　鹌鹑　　生姜

滋阴补肾、益气补虚

材料：水发海参200克，虫草4枚，胡萝卜、青菜各少许

调料：盐3克，高汤、生姜各适量

做法：将海参、虫草洗净；胡萝卜洗净，去皮切片；青菜洗净；将高汤倒入锅内烧沸，放入海参、虫草、生姜煲40分钟，然后加入胡萝卜、青菜煮至断生，调入盐即可。

滋阴润肺、养心安神

材料：冬虫夏草2克，鹌鹑2只，生姜2克，葱白2克

调料：胡椒粉2克，盐2克，鸡汤300克

做法：将虫草洗净，用酒浸泡；鹌鹑洗净余水；葱、姜切好。将虫草分别放入鹌鹑内，用线缠紧放入盅子内，鸡汤用盐和胡椒粉调好味，灌入盅子内封口，蒸40分钟即成。

枸杞虫草粥

材料： 枸杞8克，冬虫夏草2根，水发大米180克

调料： 冰糖20克

做法

① 砂锅中注水烧开，倒入洗好的大米、枸杞、冬虫夏草，烧开后用小火煮30分钟，至食材熟透。② 放入适量冰糖，搅拌匀，煮至冰糖溶化，关火后把煮好的粥盛出，装入碗中即可。

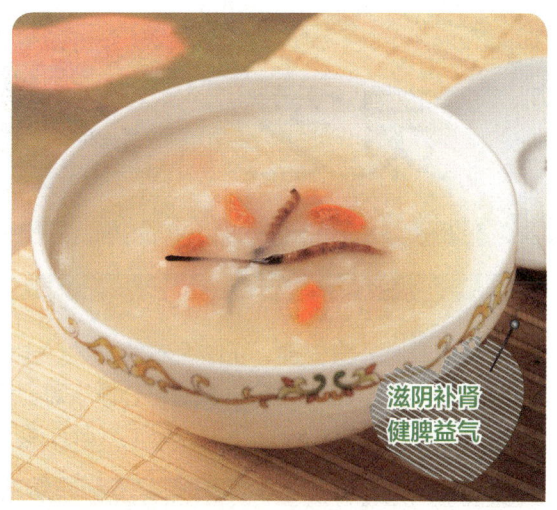

滋阴补肾 健脾益气

虫草山药排骨汤

材料： 排骨400克，虫草3根，红枣20克，枸杞8克，姜片15克，山药200克

调料： 盐2克，鸡粉2克，料酒16毫升

做法

① 将洗净去皮的山药切丁，排骨汆水。
② 砂锅中注水烧开，放入洗净的红枣、枸杞、虫草、姜片、排骨、山药丁，煮沸，淋入料酒，用小火煮40分钟，至食材熟透，放入盐、鸡粉，拌匀调味即可。

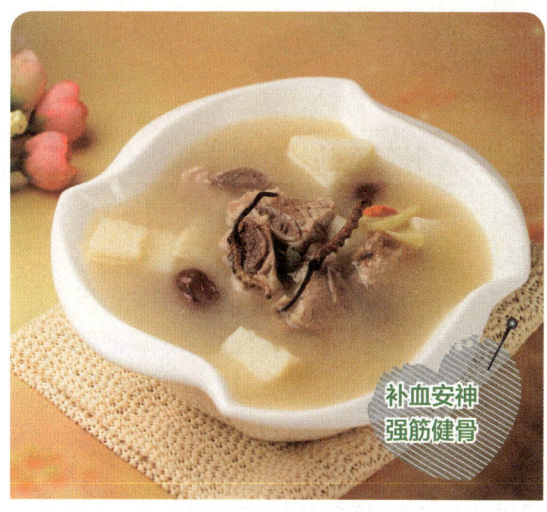

补血安神 强筋健骨

灵芝

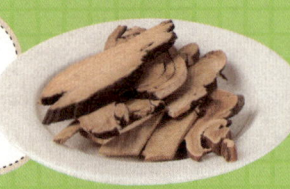

- 别　名：灵芝草、菌灵芝
- 性　味：性平，味甘
- 归　经：归心、脾、肝、肾经
- 适用量：6克

助眠功效

灵芝具有补气安神、止咳平喘的功效。主治虚劳、咳嗽、气喘、失眠、消化不良、恶性肿瘤等。用于调理眩晕、失眠、心悸气短、虚劳咳喘、神疲乏力、冠心病、肿瘤等。灵芝具有很好的补虚、补气作用，适于气血亏虚所致的失眠。

应用指南

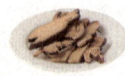 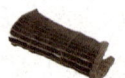  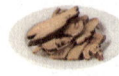 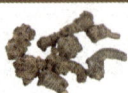 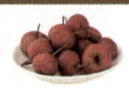 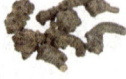

灵芝　　　杜仲　　　银耳　　　　灵芝　　　三七　　　山楂

补气安神、止咳平喘

材料： 银耳20克，炙杜仲20克，灵芝10克
调料： 冰糖适量
做法： 将银耳泡发，去蒂、撕成小块备用。将灵芝切片，与杜仲一起反复水煎，滤取药汁，放入银耳熬煮至软烂，加冰糖调味即可。

健脾开胃、治疗失眠

材料： 灵芝20克，三七5克，山楂汁200毫升
做法： 将备好的灵芝切成片，与三七一同放入砂锅，加入适量清水，煎煮40分钟，取出药汁，弃渣，与山楂汁混合均匀，每日1剂，早晚饮用。

灵芝茶

材料： 灵芝 7 克

做法

①将备好的灵芝洗净，备用；砂锅中注入适量清水，用大火烧开，放入洗好的灵芝，盖上盖，用小火煮 20 分钟，至其析出有效成分，揭开盖，略搅片刻。②把煮好的灵芝茶盛出，装入茶杯中，稍微放凉即可饮用。

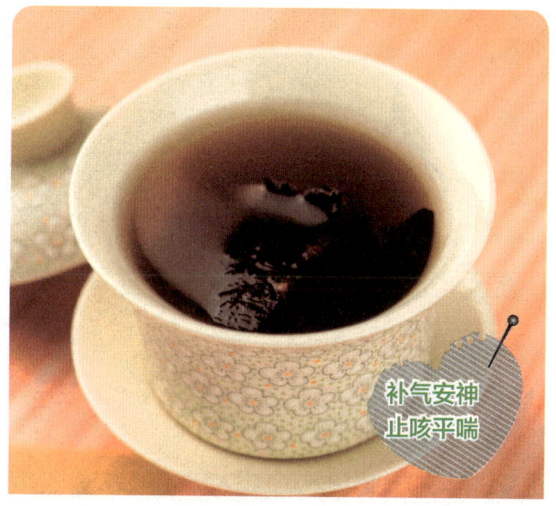

补气安神
止咳平喘

灵芝茯苓炖乌龟

材料： 灵芝 20 克，淮山药 30 克，茯苓 15 克，姜片 20 克，乌龟 1 只

调料： 料酒 10 毫升，盐 2 克，鸡粉 2 克

做法

①将处理干净的乌龟氽水。②砂锅中注入适量清水烧开，放入乌龟、灵芝、淮山药、茯苓、姜片、料酒，盖上盖，烧开后用小火炖 1 小时，至食材熟透，揭开盖，放入盐、鸡粉拌匀，煮入味即成。

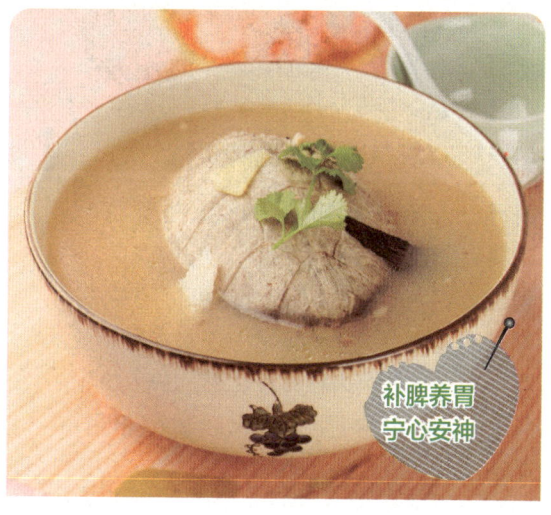

补脾养胃
宁心安神

人参

- 别　名：棒槌、山参、地精
- 性　味：性温，味甘、苦
- 归　经：归心、肺、脾经
- 适用量：5～10克

助眠功效

人参具有大补元气、复脉固脱、生津安神的功效。主治劳伤虚损、食少、倦怠、反胃吐食、大便滑泄、虚咳喘促、自汗暴脱、惊悸健忘、眩晕头痛、阳痿、尿频消渴、妇女崩漏、小儿慢惊及久虚不复，一切气血津液不足之证。

应用指南

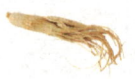 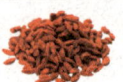 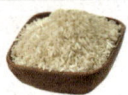

人参　　枸杞　　糯米

补气安神、健脾暖胃

材料： 人参15克，枸杞20克，糯米100克

调料： 白糖8克

做法： 将人参洗净，切小块；枸杞泡发洗净，糯米泡发洗净；锅置火上，注入水后，放入糯米用大火煮至米粒开花，然后放入枸杞、人参，用小火熬至粥成，最后调入白糖拌匀调味即成。

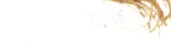 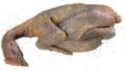 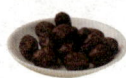 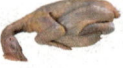

人参　　母鸡　　红枣

补血安神、补虚补气

材料： 人参片10克，母鸡1只（约500克），红枣25克

调料： 盐5克

做法： 将人参片、红枣洗净；母鸡处理干净，剁成大块，放入沸水中余烫后捞出。鸡块、人参片、红枣共入锅，加水炖煮至熟，加盐调味即可。

人参鸡腿糯米粥

材料： 鸡腿1只，生晒参20克，红枣15克，水发糯米150克，姜片、葱花各少许

调料： 盐3克，鸡粉3克，生粉8克，料酒4毫升

做法

① 将鸡腿洗净，去骨切块，加调料腌渍。
② 砂锅注水烧开，放洗净的生晒参、红枣，小火炖10分钟，放糯米，小火炖30分钟，放姜片、鸡腿肉煮熟，加盐、鸡粉搅匀即可。

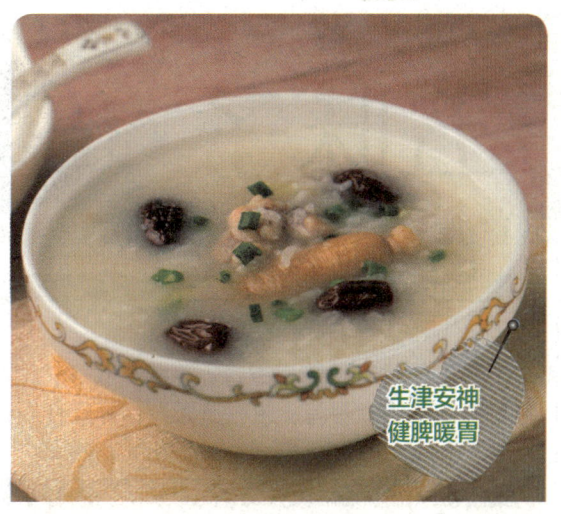

生津安神
健脾暖胃

人参鹌鹑蛋

材料： 熟鹌鹑蛋240克，人参10克，黄精10克，陈皮8克

调料： 生抽6毫升，盐、鸡粉各2克，食用油适量

做法

① 将鹌鹑蛋放生抽，拌匀腌渍，炸至呈金黄色。② 砂锅注入水烧开，放入人参、黄精、陈皮、鹌鹑蛋，烧开后用小火煮20分钟，至药材析出有效成分，放入鸡粉、盐，拌匀调味即可。

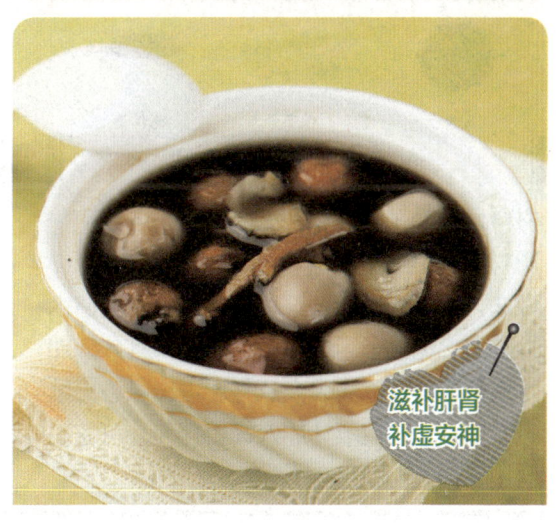

滋补肝肾
补虚安神

五味子

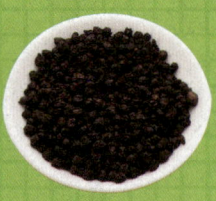

- 别　名：玄及、会及、五梅子
- 性　味：性温，味酸
- 归　经：归肺、心、肾经
- 适用量：5~12克

助眠功效

五味子具有敛肺、滋肾、生津、收汗、涩精的功效。常用于自汗盗汗、面色萎黄、食欲不振者；脾虚腹泻、尿频遗尿者；神经衰弱者等。

应用指南

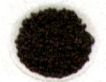  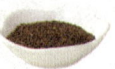

五味子　　茯苓　　菟丝子

 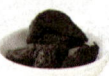

五味子　　熟地　　生地

润肺清心、补肾益精

材料：五味子6克，茯苓、菟丝子各9克
调料：蜂蜜适量
做法：将五味子、茯苓和菟丝子分别用清水冲洗净，菟丝子用纱布包，然后将其入锅加水适量，煎汁；先大火煮开后再转以小火续煮5分钟；去渣取汁加入蜂蜜拌匀，可随时饮用，一天内服完。

生津止渴、敛肺涩精

材料：生地20克，熟地15克，麦冬12克，五味子6克
做法：砂锅中注入适量清水，用大火烧开，倒入洗好的药材，烧开后用小火煮约20分钟，至药材析出有效成分，搅拌匀，用中火续煮片刻，关火后盛出煮好的药茶，滤取茶汁，装入茶杯中，趁热饮用即可。

五味子核桃糊

材料： 五味子 5 克，核桃粉 30 克
调料： 蜂蜜少许

做法

① 锅中注水烧开，放入洗净的五味子，煮 10 分钟，至其析出有效成分，捞出五味子。
② 在核桃粉中加水拌匀，倒入锅中，烧开后用中火煮约 2 分钟至熟，放入适量的蜂蜜，拌煮片刻至食材入味，关火后盛入碗中即可。

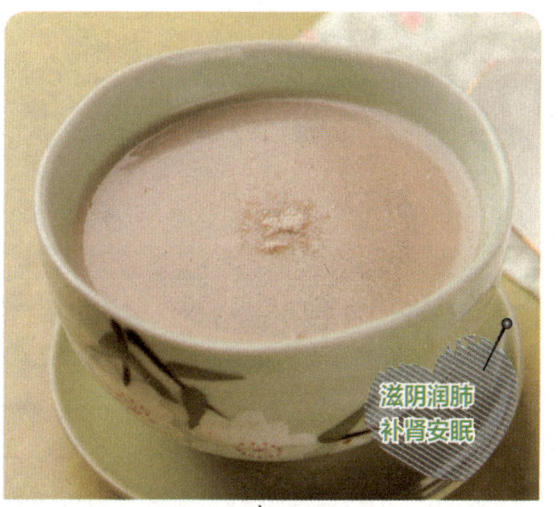

滋阴润肺
补肾安眠

莲子五味子鲫鱼汤

材料： 净鲫鱼 400 克，水发莲子 70 克，五味子 4 克，姜片、葱花各少许
调料： 盐 3 克，鸡粉、料酒、食用油各适量

做法

① 将鲫鱼煎香，盛出待用。② 锅中注水烧开，倒入洗净的莲子、五味子，煮沸后用小火煮 15 分钟，倒入鲫鱼、盐、鸡粉、料酒，搅拌匀，用小火续煮 10 分钟，撇去浮沫，盛出，撒上葱花即成。

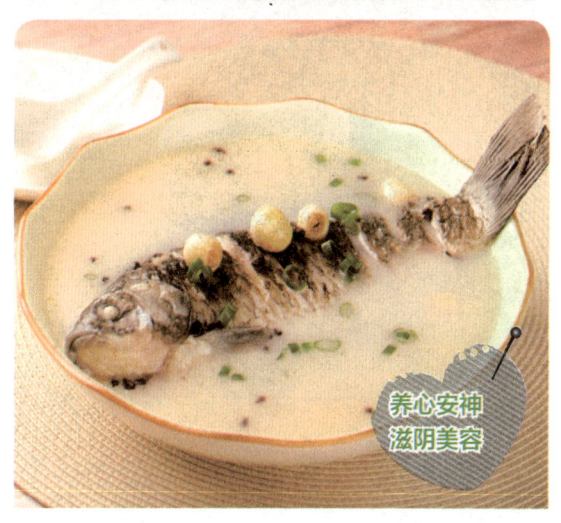

养心安神
滋阴美容

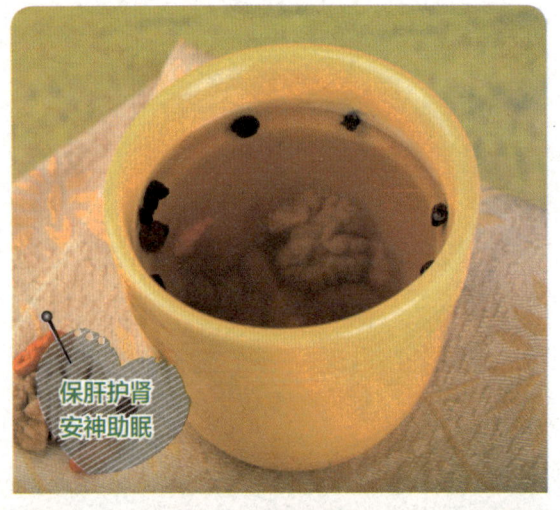

保肝护肾 安神助眠

核桃枸杞五味子饮

材料： 核桃仁20克，枸杞8克，五味子4克

做法

① 砂锅中注入适量清水烧开，倒入准备好的核桃仁，放入洗净的枸杞、五味子，用勺搅拌均匀。② 盖上盖，用小火煮15分钟，至药材析出有效成分；揭开盖子，持续搅拌片刻，把煮好的药汁盛出，装入碗中即可。

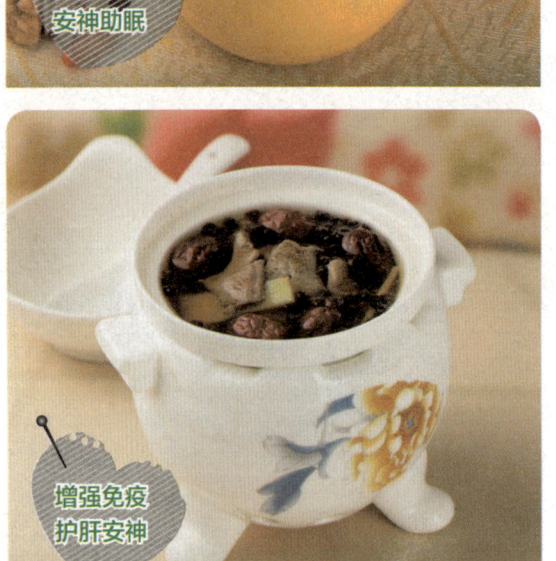

增强免疫 护肝安神

五味子炖猪肝

材料： 猪肝200克，红枣20克，五味子10克，姜片20克

调料： 盐2克，鸡粉2克，生抽、料酒各适量

做法

① 将猪肝洗净，切片，汆水，装入炖盅。② 锅中注水烧开，放姜片、五味子、红枣、料酒、盐、鸡粉、生抽，拌匀煮沸，盛入炖盅里，把炖盅放入烧开的蒸锅中用中火炖1小时，至食材熟透即成。

part 3 特效穴位，调理失眠

失眠是指无法入睡或无法保持睡眠状态，即睡眠失常。失眠虽不属于危重疾病，但影响人们的日常生活。睡眠不足会导致健康不佳，生理节奏被打乱，继之引起疲劳、全身不适、反应迟缓、头痛、记忆力减退等症状。运用中医特效穴位治疗失眠，通过按摩、艾灸、刮痧、拔罐的方法，很快就可以缓解症状，改善睡眠质量，并且避免了药物治疗对身体造成的损害。本章我们介绍的穴位，按照经络的循行，既可以单独使用，也可以联合使用，以更好地治疗失眠。

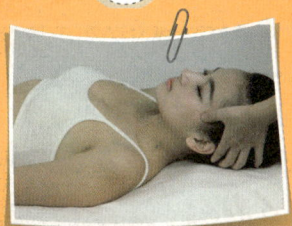
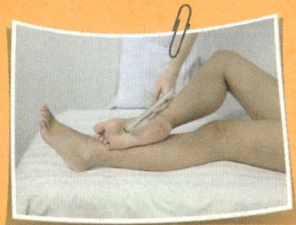
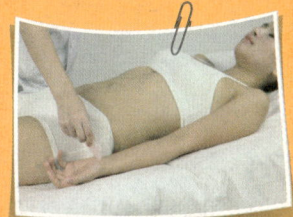

印堂穴按摩法

注解
印,为图章的意思;堂,庭堂在中间。本穴位于人体面部前正中线上,两眉头连线的中点处,所以称"印堂"。

操作
将食指、中指并拢,用两指指腹揉按印堂2~3分钟。可长期按摩。

功效
调和阴阳、和中安神。用于头晕、头痛、痴呆、失眠、健忘等。

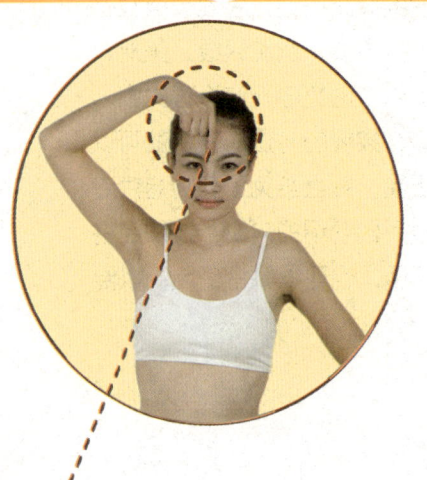

取穴
取穴时,可以采用正坐或仰靠、仰卧姿势,印堂穴位于面部,两眉头连线中点即是。

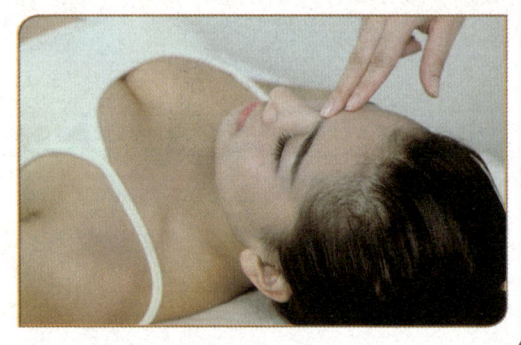

太阳穴按摩法

注解
太,指高或极的意思;阳,指阴阳,在头颞部微微凹处,俗称为太阳穴。

操作
用大拇指指腹沿顺时针方向按揉太阳30~50次。可长期按摩。

功效
缓急止痛、醒脑安神。用于失眠以及由失眠引起的头晕、头痛等。

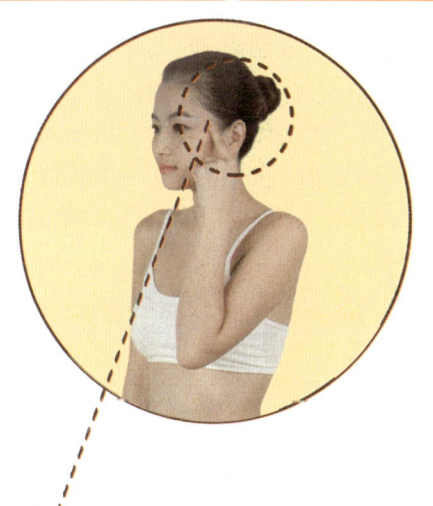

取穴
取正坐位或伏位,在颞部,当眉梢与目外眦之间,向后约一横指的凹陷处即是。

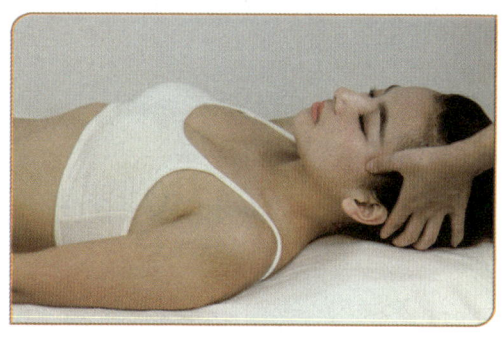

行间穴按摩法

注解

行,行走、流动、离开也;间,二者当中也。该穴名意指肝经的水湿风气由此顺传而上。

操作

用酒精棉球在施术部位消毒,涂抹凡士林等润滑剂,用拇指指尖掐按,以局部酸胀为度,每次按压2分钟。可长期按摩。

功效

清肝泻热、凉血安神。治疗失眠、眩晕、心悸等。

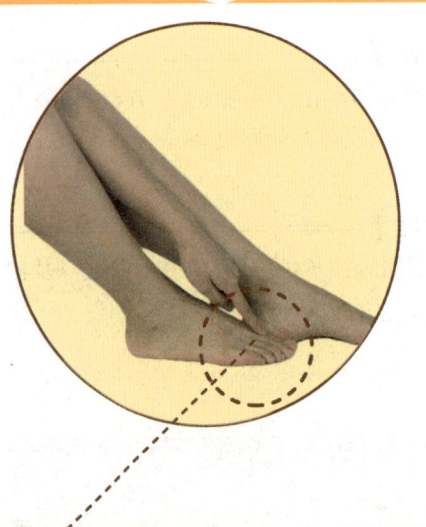

取穴

正坐或仰卧位,于足背第一、二趾趾缝端凹陷处取穴。

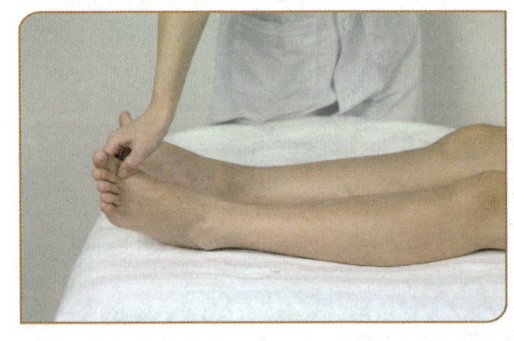

百会穴按摩法

注解
百,指数量众多;会,交会,聚集的地方。本穴位于众多经脉交会处,故名"百会"。

操作
按摩时,以一手的中指或拇指指腹着力,力度适中,并有节律地按压穴位,以局部酸胀为度。不拘时间,可随时按摩。

功效
升阳益气、养心安神。治疗头晕、头痛、失眠、耳聋、耳鸣等。

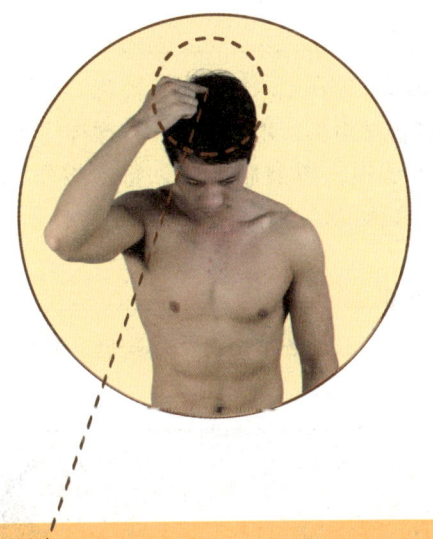

取穴
从两耳尖直上,在头顶之正中位置即是百会穴。

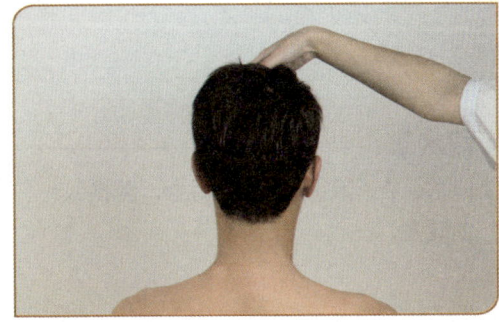

神门穴按摩法

注解
神,神魂、精神;门,指出入之处为门。此处穴位属于心经,心藏神,因此能够治疗神志方面的疾病。

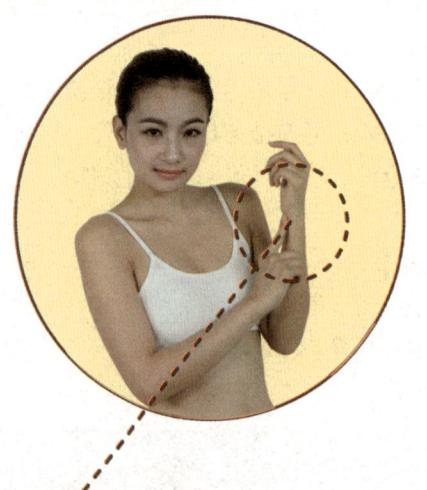

操作
用酒精棉球在施术部位进行消毒,涂抹凡士林等润滑剂,用拇指指尖按揉神门穴,轻重适中,以酸胀为度,每次按压5分钟,每天3次。可长期按摩。

功效
益心安神、通经活络。治疗头痛、眩晕、失眠、心悸等。

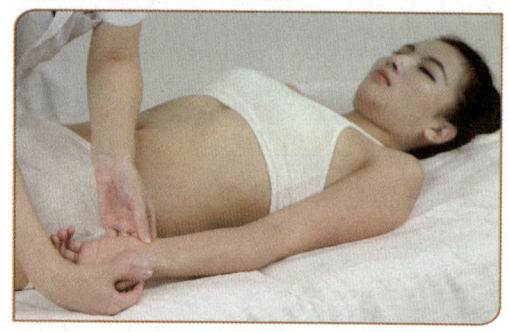

取穴
仰掌,在尺侧腕屈肌桡侧缘,腕横纹上取穴。

内关穴按摩法

注解
内,内部;关,关卡。此穴名意指心包经的体表经水由此穴位注入体内。

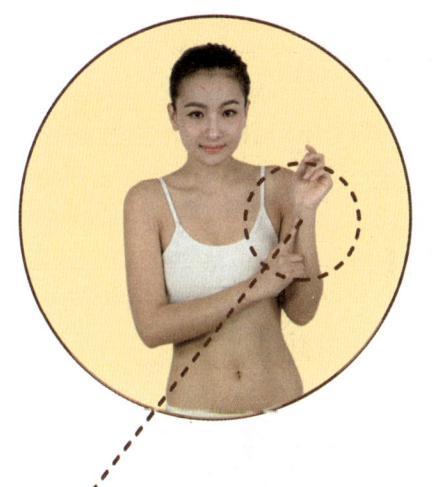

操作
用酒精棉球在施术部位进行消毒,涂抹凡士林等润滑剂,将食指、中指并拢,指腹放于内关穴,每次按压100~200下,每天按摩3次。可长期按摩。

功效
益气镇惊、养心安神。治疗心痛、胸闷、呕吐、中风、失眠、郁证等。

取穴
取穴时,伸开手臂,仰掌,在腕横纹上2寸。

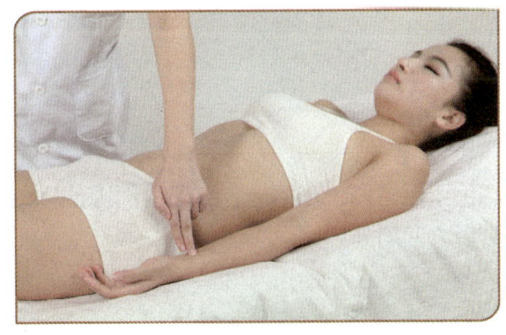

太冲穴按摩法

注解
太,大;冲,冲射之状。此穴名意指肝经的水湿风气在此向上冲行。

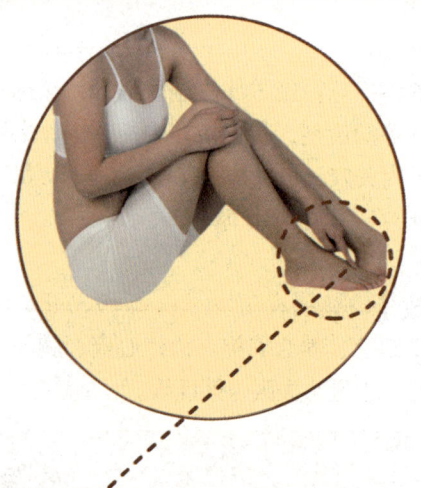

操作
用酒精棉球在施术部位进行消毒,涂抹凡士林等润滑剂,将拇指指尖放于太冲穴,微用力压揉3~5分钟。

功效
疏肝理气、化痰宁心。对于肝郁气滞导致的失眠有治疗作用。

取穴
位于足背侧,在第一、二跖骨间隙的后方凹陷处。

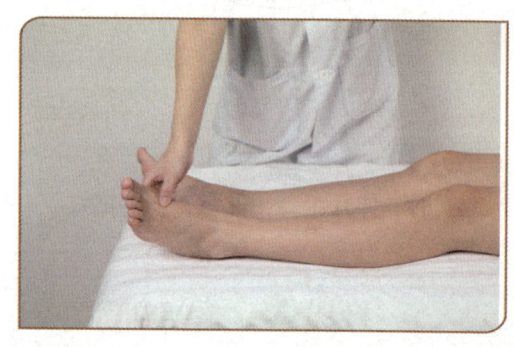

足三里穴刮痧法

注解
足,指足部;三里,指穴内物质作用的范围。"足三里"意指胃经气血物质在此形成较大的范围。

操作
施术部位涂上润滑油,刮拭时由上而下,取单一方向,每次刮拭20下左右,以出痧为度。每天1次。

功效
健脾和胃、扶正培元。对于因脾胃不和引起的失眠有治疗作用。

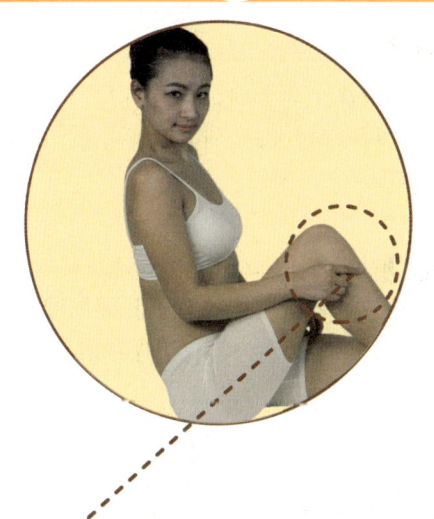

取穴
位于小腿外侧,外膝眼向下四横指,在腓骨与胫骨之间,由胫骨旁量一横指。

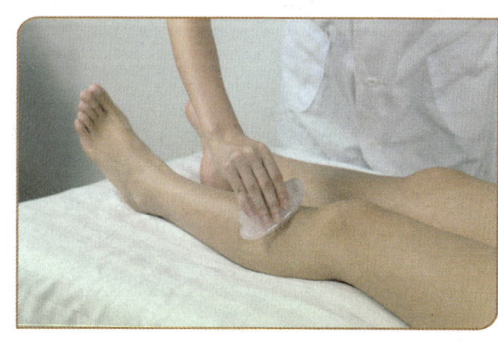

太冲穴刮痧法

注解

太,大;冲,冲射之状。此穴名意指肝经的水湿风气在此向上冲行。

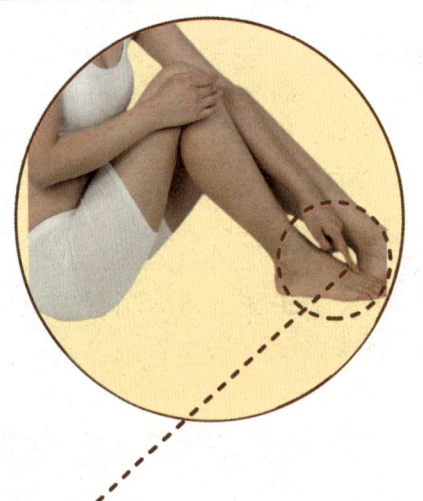

操作

施术部位涂上润滑油,刮拭时朝一个方向反复进行刮拭,每次刮拭20下左右,以酸胀为度。每天1次。

功效

疏肝理气、镇心安神。对于肝郁气滞导致的失眠、头晕、头痛等有治疗作用。

取穴

位于足背侧,当第一、二跖骨间隙的后方凹陷处。

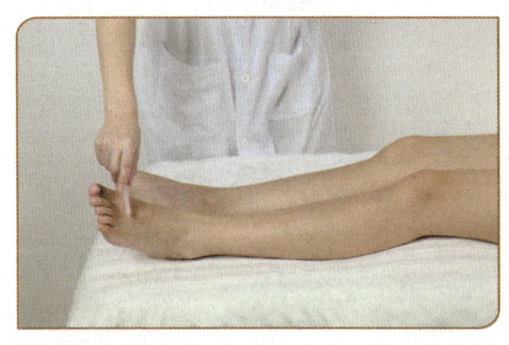

大陵穴刮痧法

注解
大,与小相对;陵,丘陵、土堆。此穴名意指随心包经经水冲刷下行的脾土物质在这里堆积。

操作
施术部位涂上润滑油,刮拭时朝一个方向反复进行刮拭,每次20下左右,以酸胀为度。每天1次。

功效
补气养心、养血安神。对于心胆气虚导致的失眠、惊悸、心痛等有疗效。

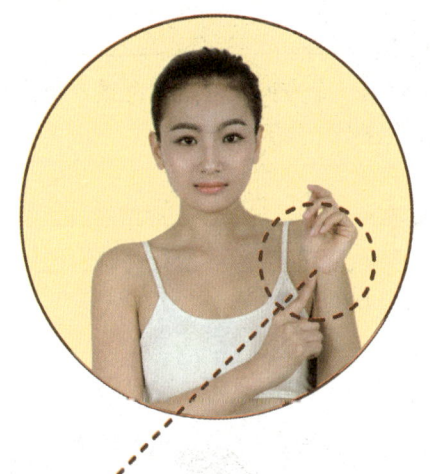

取穴
伸臂仰掌,在腕横纹正中,掌长肌腱与桡侧腕屈肌腱之间取穴。

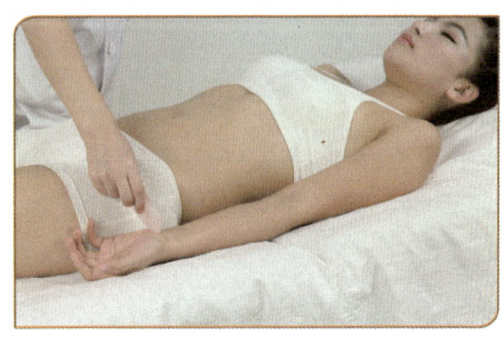

神庭穴刮痧法

注解

神,指元神、精神。庭,天庭,这里指前额部。本穴有安定心神的功效,故名"神庭"。

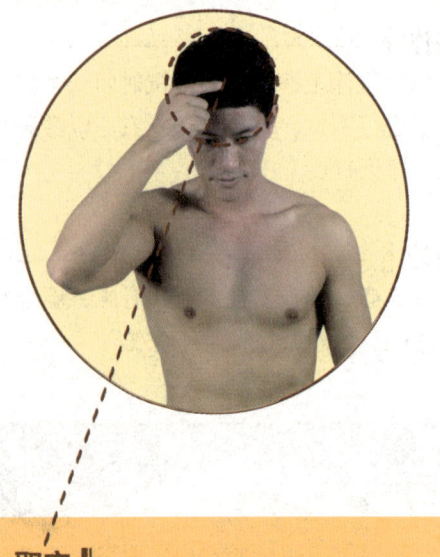

操作

刮拭时朝一个方向反复进行刮拭,每次刮拭30次左右。每天操作1次。

功效

宁神补脑、降逆平喘。治疗失眠、惊悸、头痛、目眩、目赤等。

取穴

在头部,当前发际正中直上0.5寸。

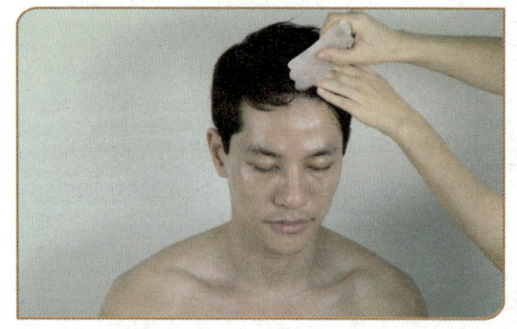

心俞穴拔罐法

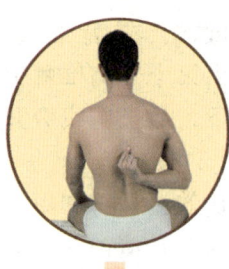

取穴： 在背部，当第五胸椎棘突下，后正中线旁开1.5寸。

功效： 宽胸理气、通络安神。治疗心痛、惊悸、失眠、健忘、癫痫、盗汗、遗精等。

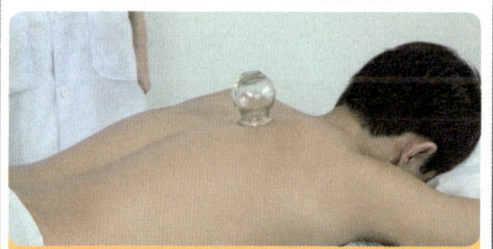

操作： 将施术部位消毒，用止血钳夹住酒精棉球点燃，伸入罐内旋转后抽出，迅速扣于穴位上，留罐10~15分钟后取下。每周1次。

肝俞穴拔罐法

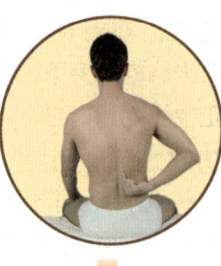

取穴： 在背部，当第九胸椎棘突下，后正中线旁开1.5寸。

功效： 疏肝利胆、理气明目，有滋阴养血补肾的作用。主治健忘、失眠。

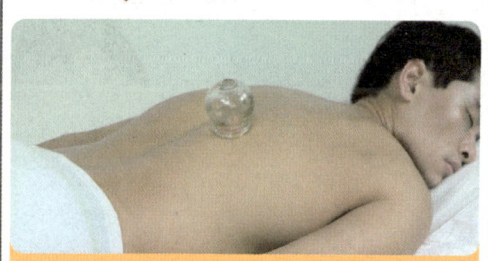

操作： 将施术部位消毒，用止血钳夹住酒精棉球点燃，伸入罐内旋转后抽出，迅速扣于穴位上，留罐10~15分钟后取下。每周1次。

胆俞穴拔罐法

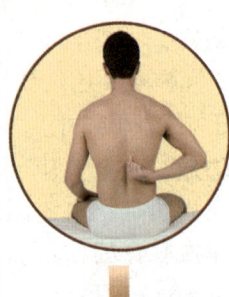

取穴： 在背部，当第十胸椎棘突下，后正中线旁开1.5寸。

功效： 疏肝利胆、清热化湿。对于心胆气虚导致的失眠，与心俞搭配治疗，效果显著。

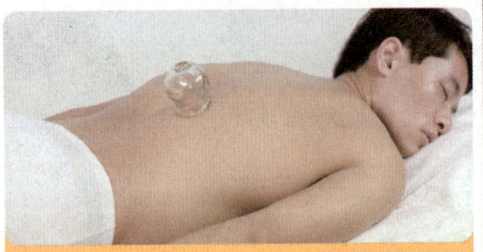

操作： 将施术部位消毒，用止血钳夹住酒精棉球点燃，伸入罐内旋转后抽出，迅速扣于穴位上，留罐10~15分钟后取下。每周1次。

脾俞穴拔罐法

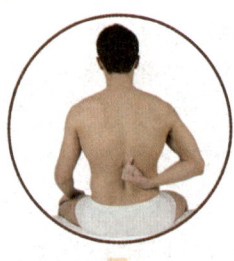

取穴： 在背部，当第十一胸椎棘突下，后正中线旁开1.5寸。

功效： 健脾和胃、利湿升清。对于脾胃不和导致的失眠有疗效。

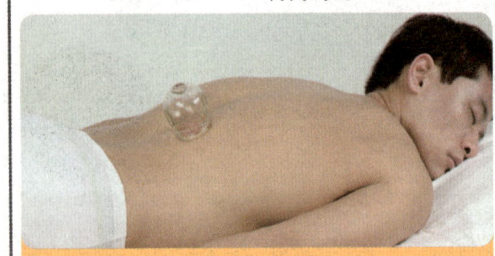

操作： 将施术部位消毒，用止血钳夹住酒精棉球点燃，伸入罐内旋转后抽出，迅速扣于穴位上，留罐10~15分钟后取下。每周1次。

肾俞穴拔罐法

注解

肾,肾脏;俞,输送、运输。"肾俞"意指肾脏的寒湿水气由此外输膀胱经。

操作

将施术部位消毒,用止血钳夹住酒精棉球点燃,伸入罐内旋转后抽出,迅速扣于穴位上,留罐10~15分钟后取下。每周1次。

功效

疏肝利胆、理气明目。与太溪搭配,有滋阴、养血、补肾的作用。主治健忘、失眠。

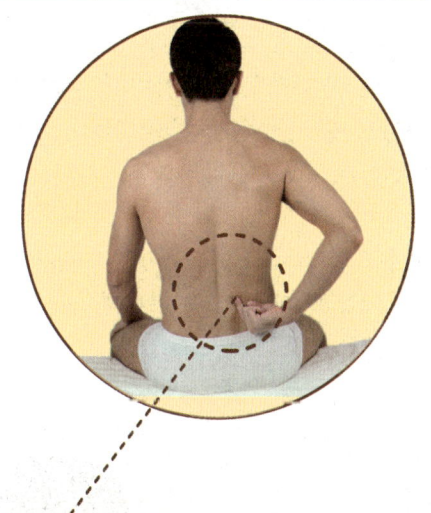

取穴

在腰部,当第二腰椎棘突下,后正中线旁开1.5寸。

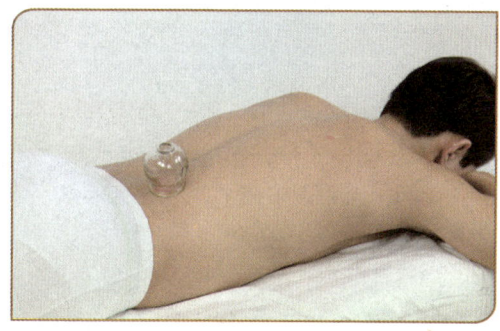

神道穴拔罐法

注解
神,指人体天部之气;道,通道。督脉气血运行至本穴的过程中,由天之上部冷降至天之下部并循督脉运行,故名"神道"。

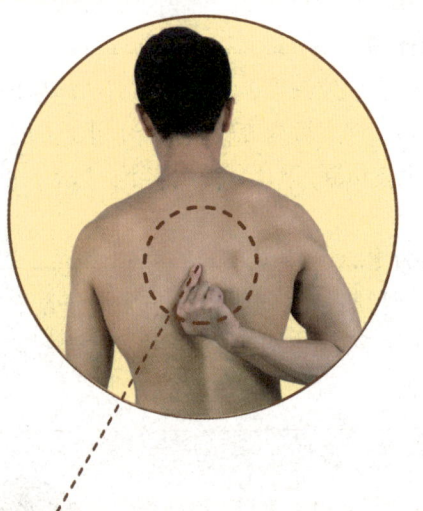

操作
取酒精棉球在施术部位消毒,用止血钳夹住酒精棉球点燃,伸入罐内旋转后抽出,迅速扣于穴位上,10~15分钟后取下。每周1次。

功效
益气壮阳、养血安神。主治心痛、心悸、失眠、健忘、咳嗽、气喘。

取穴
在背部,当后正中线上,第五胸椎棘突下凹陷中。

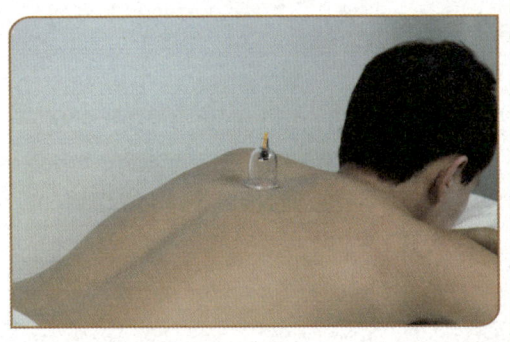

三阴交穴艾灸法

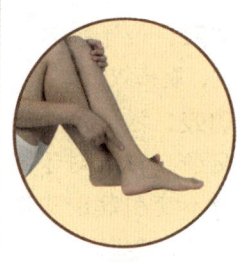

取穴： 位于小腿内侧，当足内踝尖上3寸，胫骨内侧缘后方。

功效： 益气镇惊、安神定志。治疗心悸、失眠。

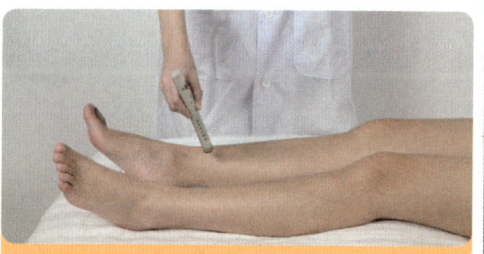

操作： 将艾条点燃，在距离三阴交穴2~3厘米处施灸，每次灸10~15分钟，至皮肤红热为度。隔天1次。

申脉穴艾灸法

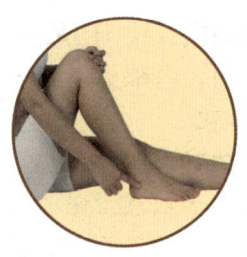

取穴： 位于外踝直下方凹陷中。

功效： 平衡阴阳、镇心安神。治疗头痛、眩晕、失眠等神志疾病。

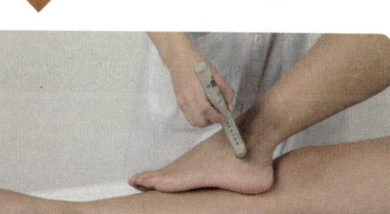

操作： 将艾条点燃，在距离申脉穴2~3厘米处施灸，每次灸10~15分钟，至皮肤红热、温润为度，每天1次。

照海穴艾灸法

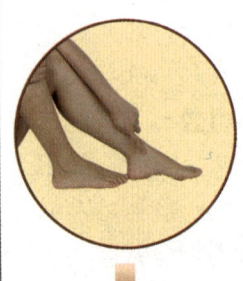

取穴: 位于足内侧,内踝尖下方凹陷处。

功效: 滋阴清热。主治咽喉干燥、失眠、惊恐不宁、目赤肿痛等。

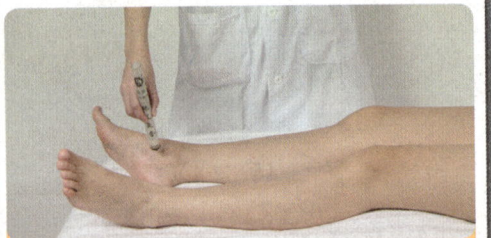

操作: 将艾条一端点燃,在距离照海穴2~3厘米处施灸,每次灸10~15分钟,至皮肤红热、温润为度。每天1次。

通里穴艾灸法

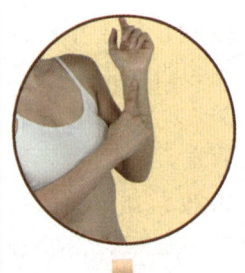

取穴: 位于前臂掌侧,腕横纹上1寸。

功效: 滋阴降火、交通心肾,对于心肾不交引起的失眠有显著效果。

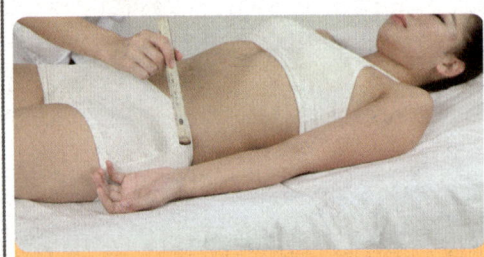

操作: 将艾条一端点燃,在距离通里穴2~3厘米处施灸,每次灸10~15分钟,至皮肤红润为度。可隔日1次。

太溪穴艾灸法

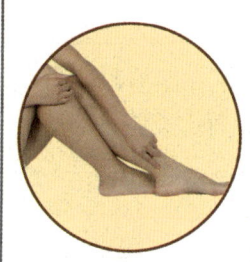

取穴： 位于足内侧，内踝后方，在内踝尖与跟腱之间的凹陷处。

功效： 滋阴降火、和中安神。主治头痛、失眠。

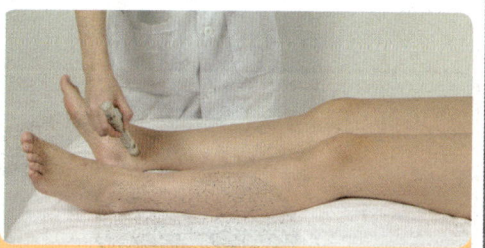

操作： 将艾条一端点燃，在距离太溪穴2~3厘米处施灸，每次灸10~15分钟，至皮肤红热、温润为度。每天1次。

涌泉穴艾灸法

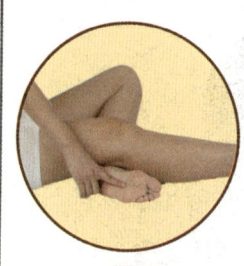

取穴： 足心前三分之一的凹陷处。

功效： 固本培元、滋阴益肾。主治休克、失眠、神经性头痛等。

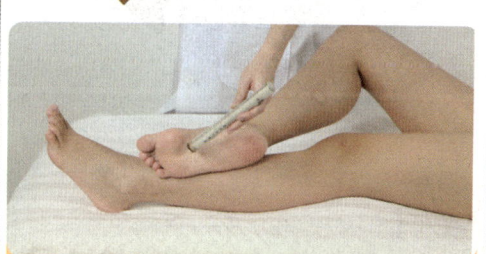

操作： 将艾条一端点燃，对准双侧涌泉穴，艾条距离穴位2寸左右，至皮肤红润为度，每次30分钟。10天为1个疗程。

四神聪穴艾灸法

注解
位于头顶百会穴前后左右各1寸处，共由4穴组成。就像四路大神各自镇守一方，故名四神聪。

操作
将艾条一端点燃，分别在距离四神聪4个穴位2~3厘米处施灸，每次灸10~15分钟，至皮肤红热、温润为度。隔天1次。

功效
补益心气、安定心神。主治头痛、眩晕、失眠、健忘、癫痫等神志疾病。

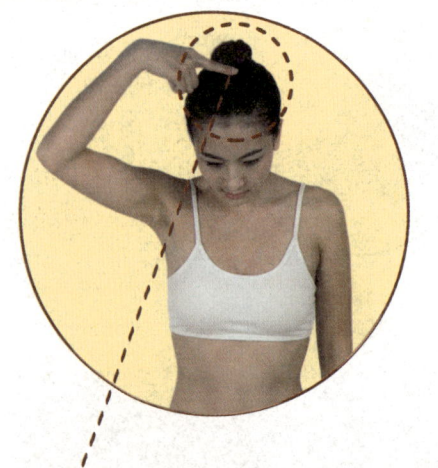

取穴
先取头部前后正中线与耳尖连线的中点（百会穴），在其前后左右各1寸处取穴。

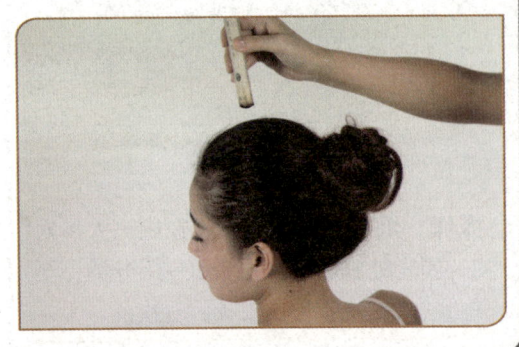